男たちのED事情

豊田正義

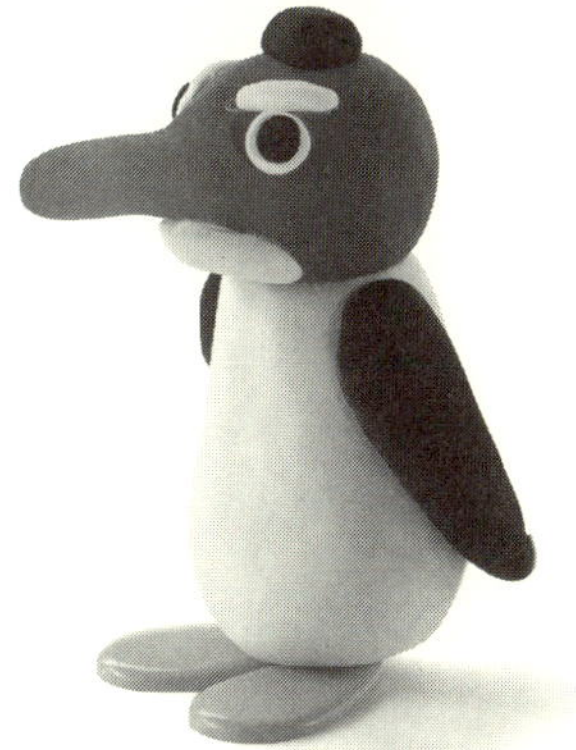

晶文社

装幀　南伸坊
カバーオブジェ　みうらじゅん
カバー写真　坂本真典

はしがき

その中年男性は「K」をイニシャルとする名字しか名乗らなかった。連絡先も携帯電話しか教えてくれなかった。なんだか私は、後ろめたいことをした人にインタビューをしている気分になった。

話の最中、Kさんの表情は真剣そのものだった。冷めたコーヒーをがぶっと飲んだ後に、ひどく低い声で、こう語った。

「自分で自分に腹が立ってくるときがありますよ、『この役立たず!』みたいな感じで。ええ、それはあります。『何でだ!』って」

「ひとりで抱え込まずに、奥さんと思い切って話し合ったほうがいいんじゃないですか」と私は言った。

「まあ理想でしょうね。そういうことについて話し合うなんて、夢ですけどね、僕なんかは。もう五十になろうとしている僕らの年代っていうのは、いまの若い人たちとは違って、オープンじゃないんですよ。暗黙のうちに、話すこと自体がタブーみたいになっているんですよ、

『そういうことは話すもんじゃねえ』っていうね。女房もいっさい口にしないですから。本当はとことん話せるようになったらいいんでしょうけど……。終わった後でどうだったかとか、これはこうしたほうがいいとか、今度はこうやってみようとか、話せればいちばんいいんでしょうけど、なかなかそこまでは……」

しかし不思議なことにKさんは、女友達には打ち明けているのだった。飲んでいる席で「この頃あっちのほうが弱くなっちゃってねえ」と冗談めいて話すことはできるらしい。Kさんを私に紹介してくれたのはその女友達だった。

さらに私は質問を続けた。

「じゃあ、少なくとも、医者に相談してみてはどうでしょう?」

「勇気ないですね。本当は診てもらわなきゃいけないんでしょうけど、なかなか勇気が出ないです。ことがことだけに……」

Kさんの苦悩は、私の想像を遥かに越えている。あまり無責任なことを言いたくはない。しかし妻と話し合わないこと、専門医にも相談しないことが、どうしても腑に落ちなかった。「そんなに苦しんでいるのに、なぜ!?」と思った。いや考えてみれば、それができないからこそ苦しいのかもしれない。

「男にとっては切実な問題ですよ。命にかかわることではないけれど、けっこう切実です。自分に占める割合っていうのは、大きいですよね。やっぱり男と女しかいないんだし、結婚して夫婦生活やってれば、それが大きな部分を占めるわけじゃないですか。やる気はあるんだけど、いざそのときに言うことをきかないっていうことになると、男の自分としては辛いですよ。俺はダメなんだみたいなね」

「自分を責めてしまうと余計に悪循環が……」

「出てしまいますよね。ただ、だからといって、俺は大丈夫なんだっていう気持ちは絶対に持てないですから、実際の場合」

Kさんの口調が急に強くなったので、私は少々動揺した。気まずい沈黙に包まれた。

唐突に彼が、こう呟いた。

「やっぱ女房のことも思っちゃいますしね。いつも悪いな、悪いなって思っているんですけどね、こればっかしは、言うこときかないもんでね、しょうがない……」

眼鏡の奥のひとみがいささか潤んでいるように見えた。私は返す言葉を見つけられなかった。ただできるかぎり、この男性の苦悩に共感したいと思った。取材者としてではなく、ひとりの男として。

本書はKさんのような孤立無援のED（勃起不全・勃起障害）患者にまず読んでいただきたい。私は彼らが本を読み終えた後、いくらかでも気持ちが楽になることを願っている。本書に登場する様々なED患者の体験談に耳を傾けることで、「悩んでいるのは自分だけではないんだな」「こういうふうにすれば乗り越えられるんだな」と胸に刻んでほしい。それだけでも勇気づけられ、展望が大きく開けてくることはあるはずだ。

さらには、ＥＤの治療意欲にも結びつけてほしい。Ｋさんのように病院に行かない患者は、まず何よりも意識改革が必要である。本書には専門医のアドバイスをなるべくわかりやすく整理して掲載した。この中から自分自身に適したアドバイスを選び出し、意識改革への契機をつかんでもらえれば幸いである。また、必要な医療情報としては、検査法、薬剤（化学薬品・漢方薬）、勃起補助具、鍼灸、手術、そしてサイコセラピー（心理療法）まで網羅した。ＥＤ患者の中には治療に対して偏見や恐怖を抱いている人が多いが、まずは最小限の基礎知識を身につけて偏見や恐怖を払拭し、医師に相談する意欲を養っていただきたい。

また本書は、ＥＤ患者ではない方々へも多くのメリットを提供できると信じている。たとえば、これまでにＥＤ患者の本音を聞いたことがある人はどれだけいるだろうか。

普通、患者は語らない。ひっそりと潜伏している。その理由はいろいろあるだろう。「インポ」という言葉で差別されてきたという歴史や、「男らしくない」「こんな弱みは見せられない」といった個々人の意識などなど。とにかくこの病気には強い心理的抑圧がかかる。それが当事者の男たちの沈黙を強いてきたのだ。

しかし時代は変わった。「インポ」という差別語が葬られつつあり、「ＥＤ」という新語が堂々とマスメディアで使われ、一般にも浸透してきた。さらにバイアグラの製造・販売元であるファイザー製薬がテレビ・新聞広告を通じて大々的な啓発キャンペーンを展開し、ＥＤに対

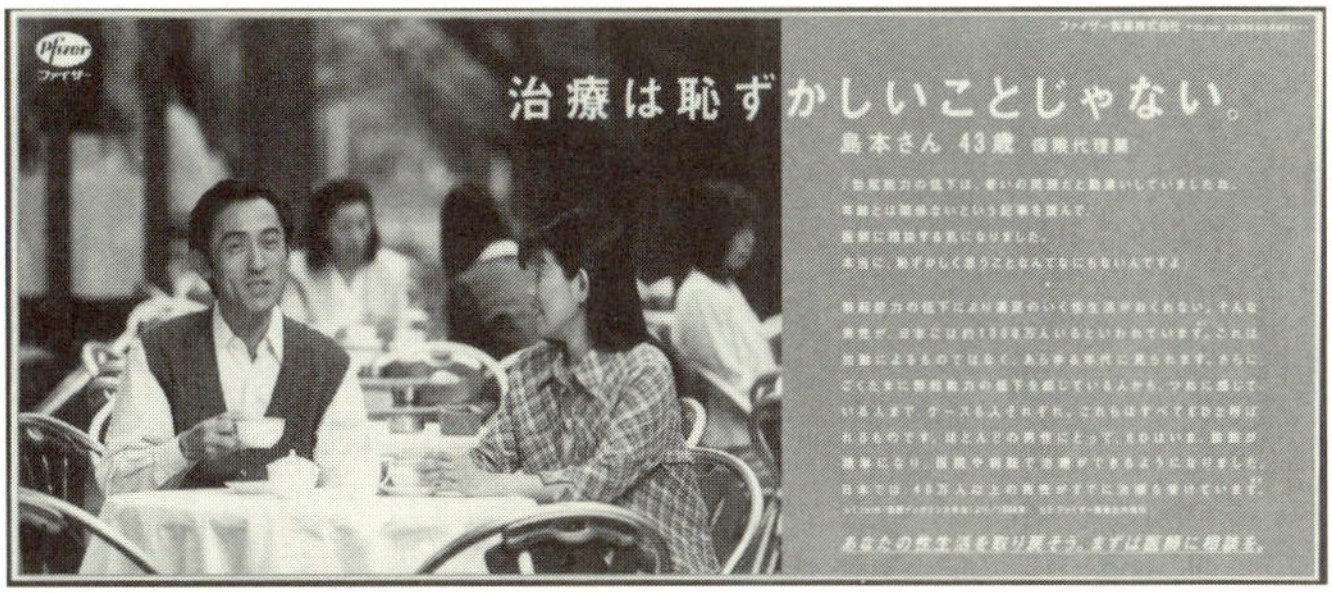
Pfizer
ファイザー
治療は恥ずかしいことじゃない。
島本さん 43歳
あなたの性生活を取り戻そう。まずは医師に相談を。

※ファイザー製薬「ED疾患啓発キャンペーン」の新聞広告。

資料提供：ファイザー製薬株式会社

する正しい認識も着実に広まってきている。

だからこそ、いま、当事者たちが沈黙を破る絶好のチャンスなのだ。当事者たちの声が世の中に届いていく絶好のタイミングなのだ。

そして裏返せば、当事者の男たちの話を真剣に聞きたがっている人たちも増えてきているはずだ。「自分自身もそうなるかもしれないから心構えを教えてほしい」「夫がそうなったから理解したい」など、動機は様々であろうが、どのような動機であれ、なるべく多くの体験談を聞くに越したことはない。

そういう場合は、ぜひ本書を活用していただきたい。登場人物たちの話の中に、きっとあなたが求めている何かが見つかるはずである。

男たちのＥＤ事情　目次

プロローグ

ショッキングな告白

まず初めに、私がＥＤに対して目を開かれたエピソードを紹介しよう。

ある宴会に出席したときだった。たまたまセックスレスやＥＤやバイアグラを話題にして私たちは盛り上がっていた。もちろん酔っ払っていたので、愚にもつかない下ネタの連発である。その席には友人の矢口君（仮名）もいた。彼は二十一歳の学生で、将来は福祉関係の仕事に携わりたいという真面目な好青年である。ＥＤの会話には加わらず、どこかしょんぼりしていた。私は少し気になっていたが、それは彼が真面目な性格だからだろうと思っていた。

ところが、カラオケタイムになったとき、彼は私の隣に来て、「さっきの話に関連したことで、ちょっと相談したいことがあるんですけど……」と耳打ちした。その眼差しがあまりに真剣だったので私はすぐに承諾し、早めに宴会を引き上げて喫茶店で話し込んだ。

「まだ誰にも言ったことはないんです。絶対に秘密にしてくださいよ。豊田さんだったら、いい情報とかアドバイスがもらえるんじゃないかと思って……」と前置きしてから、矢口君は自分自身がＥＤに悩んでいることを私に告白した。ＥＤの話題で盛り上がっていたとき、彼は何らかの刺激を受けて、言わずにはいられなくなったらしい。私がＥＤの取材経験があって多少の知識を持っていたこと、それ以前にも男性の様々な問題を追ってきたことを彼は知っていたので、私を最初の相談相手に選んだようだ。

矢口君の了承を得たうえで、彼のＥＤ体験をまとめてみる。

彼は十八歳のとき、同級生の女性とつきあい始めてセックスに及んだ。彼女はひどく緊張していた。まるで身体が硬直している感じだった。矢口君は「初めてだから緊張しているんだな」と思った。すでに経験があった彼は、彼女をリードして前戯まではスムーズに進んだ。しかし、いざ挿入の瞬間になると、彼女の目から大粒の涙があふれ、激しく泣き出した。「あっ、初めてだから泣いてるんだな。ちょっと強引だったかな。もっと気をつかわなきゃいけないな」と矢口君は反省して、その晩はそこまでで中断した。「慣れれば大丈夫」と彼は気軽に考えていたが、二回目、三回目も同じだった。彼女の脚は固く閉じられ、矢口君が力を入れても開かなかった。「何でだろう、嫌われているのかな……」。彼がそう悩んでいたとき、彼女は号泣しながら、ある悲惨な過去を告白した。

「前の彼氏からけっこう酷いことをされたらしいんですよ。彼女にとっては初めての相手だったんだけど、無理矢理やられて、アダルトビデオまがいのことを強制されたみたいなんです。僕はその子がエッチしていたことを知らなかったし、ましてやそんな酷いことをされたなんて、すごいショックでした。しかもその男が、そのとき僕がいちばん仲が良かった奴だったんです」

矢口君は怒り狂った。その男の家に行こうとすると、彼女に「絶対にやめて！」と止められた。彼女は強姦された後に、「誰かにしゃべったら、ぶっ殺すぞ！」と脅されていたのだ。矢口君は仕方なく、彼女のことだけを気づかうことにした。

「なんとか彼女に立ち直ってほしかったんです。普段は明るい子なんだけど、思い出すと『生きていけない』と苦しむから……。特にエッチのときは、彼女も『できるようになりたい』と言っていたんですけど、入れるときに怖くなるらしくて、脚を開けなくなっちゃうんですよ。僕なりに努力しました。性の知識がなかったから、ふたりで本を読んだり、さんざん話し合いました」

しかし彼女のトラウマ（心的外傷）は深かった。矢口君が懸命になってペッティングをしているとき、「あっ」と声をあげて目に涙をためた。矢口君の動作がレイプをされたときの瞬間に重ね合わさると、記憶がわっと蘇ってくるらしかった。そして矢口君が「大丈夫?」と聞くと、彼女は涙をぽろぽろ流しながら、「この後、舐めさせられたの」「飲まされたの」などと語るのだった。

恋人のレイプ体験

当然のことだが、矢口君はそのたびに、やる気を失った。ペニスはいっきに萎えた。

「いちばんきつかったのは、彼女が話を小出しにすることでした。ちょっとずつ思い出していくらしくて、これからやろうというときに聞かされるから、ぜんぜんできなくなっちゃうんですよ。でも、彼女を絶対に責められなかったですから、『もう勘弁してくれよ!』という気持ちもありましたけど、ずっと我慢していました」

ところが、これを繰り返しているうちに、矢口君のほうに深刻な症状があらわれた。セックスの最中に彼女のなにげない仕草や表情を見るだけで、「これを嫌がっているんじゃないか、あれを嫌がっているんじゃないか」とびくびくするようになった。そして、レイプされている彼女の姿が脳裏によぎり、絶交した元親友の顔も鮮明に浮かんできた。さらには彼女の体のうえに乗っていると、男の権力を振りかざしているような罪悪感に襲われた。

「聞かされたことを思い出すんですよ、完全に思い出すんですよ。そうしているうちにだんだん立たなくなって、やがてできなくなったんです。彼女のほうは精神的に克服してきて、エッチの最中に泣くことはなくなってきたんですよ。友達にそのことを平気で話せるようにもなっていたし……。でも逆に、僕のほうが深刻に悩むようになりました」

約一年半のつきあいでふたりは別れた。理由は「それとはぜんぜん関係ない」と矢口君は言い張る。しかし不幸なことに、別れた後も、彼のＥＤは続いたのだ。

「いまの彼女とも最初からダメなんですよ。入れる直前になると萎えちゃうんです。絶対大丈夫だと思ってたのに……。前の彼女のときはレイプのことが原因だとわかるけど、今度は理由がないんですよ。エッチの最中にぜんぜん思い出さないですしね。たぶんやる前から『できんのかな……』と不安になって、余計に焦ってるのがいけないのかも。習慣になっちゃったのかな。この前はあんまりできなくて、彼女の前で半泣きになったら慰めてくれたけど、すごく白けた空気なんで、いつふられるかハラハラしているんですよ」

以上が矢口君のＥＤのあらましである。私は大きなショックを受けた。「どうしたらいいんでしょう?」と訊かれても、「うーん」と唸ったきり答えようがなかった。なにしろ、これほど切実な心理的原因があるEDの体験談を聞いたことがなかったのだ。

いま振り返れば、私はこの告白のおかげでEDに対する認識を改め、この本を書く動機を強めたといっても過言ではない。

お恥ずかしいことに、私の中にも心因性のEDを「特殊」とする偏見があったのだが、考えてみれば、矢口君のような体験は誰が遭遇しても不思議ではない。そして普通の感覚の持ち主ならば、その状況では勃起できなくなるのが当然である。私だって同じような心理状態に陥り、同じような身体症状に見舞われただろう。決して特殊なことではない。極めて人間らしい普遍的な現象なのだ。

私はEDという身体症状をフィルターにして、人間の心の深い闇を探究してみたくなった。決して物見遊山的な態度には陥ることなく、私自身の問題も逆照射されることを切に望みながらこの問題に向き合おうと決心した。したがって、本書に執筆したのはすべて心因性のEDである。中にはEDという枠を越えた性障害もある。まさに性の迷宮の世界だ。この中に自分自身を映し出す鏡はいくつ埋まっているだろうか。

EDに関する基礎知識

さて、その話に入る前に、もう少しEDについての基礎知識を解説しておこう。

まずこの言葉の由来である。EDとは、〈Erectile Dysfunction（勃起不全・勃起障害）〉の頭文字をとった略語である。専門的な定義は、「性交時に十分な勃起が得られないため、あるいは十分な勃起が維持できないため、満足な性交が行えない状態」を意味する。

周知のように、従来は「インポテンス（impotence）」という言葉が使われていた。インポテンスとは、能力・活力・精力・強さ・生殖力を意味する〈potence〉の否定形である（接頭語「im」は「～ない」の意）。つまり語源通りに意味を解釈すれば、「能力がない、活力がない、強さがない、生殖力がない」ということである。日本では「男性不能症」と訳された。しかしアメリカでは九十年代、患者に対して差別的・侮辱的であるという理由で医師たちはインポテンスの使用をやめるようになり、代わりに「ED」という表現が定着している。日本でもアメリカに見習い、従来の「日本インポテンス学会」を一九九五年一月に「日本性機能学会」と改名するなどして、医学界でインポテンスという言葉は抹消されつつある。

先ほどEDは決して特殊ではないと述べたが、それは統計的にもはっきりと証明されている。医師や疫学者でつくる「成人男性の健康と性に関する調査委員会」が一九九八年に行った全国調査（三十歳～七十九歳の男性二千人を対象）によると、「いつも勃起できない」（完全型ED）、あるいは「たまに勃起できる」（中等症ED）と答えた人は、四十代前半で十六パーセント、後半で二十パーセント、五十代前半で三十六パーセント、後半で四十七パーセントだった。六十代前半で五十七パーセント、後半で七十パーセントと半数を超えた。この結果を国内の男性

■日本における年齢別ED有病率

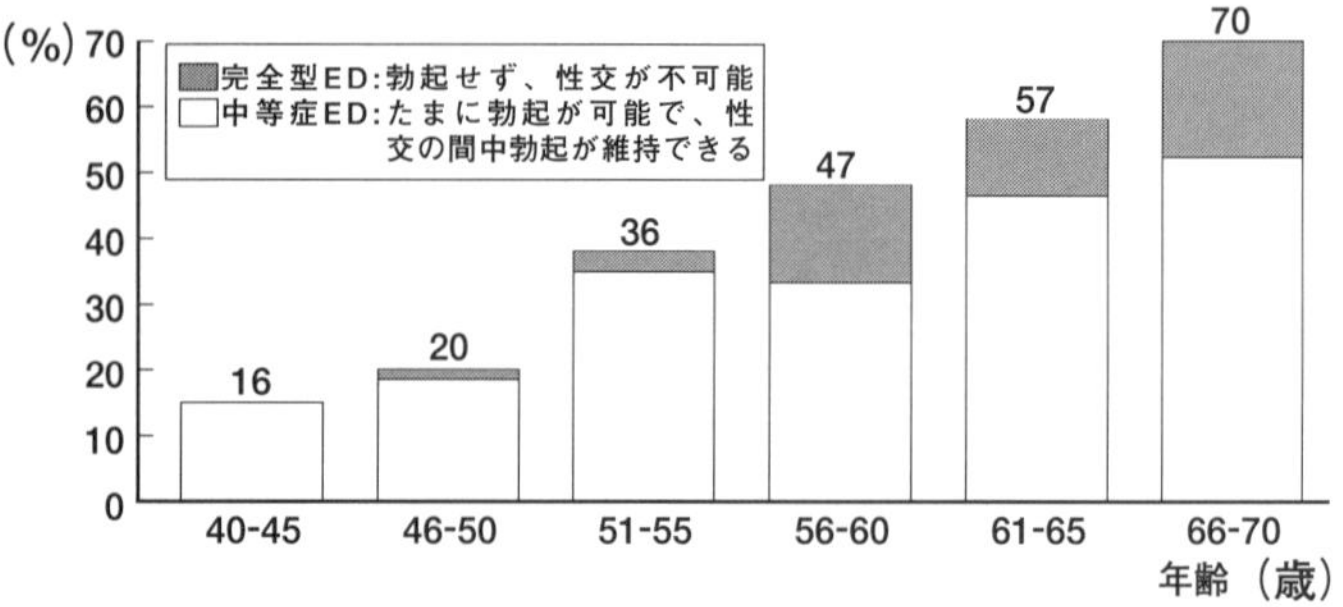

※白井将文氏（財団法人博慈会記念総合病院顧問）らが第8回ISIR（国際インポテンス学会/1998/アムステルダム）で発表した疫学調査より。
※日本人に関する疫学調査は、1998年初め、およそ1カ月の間、住民台帳をもとに無作為に回答者を抽出し、アンケート調査票2000枚を本人に配付する形式で実施された。30〜79歳で1019名（40〜70歳で707名）より回答が寄せられた。

資料提供：ファイザー製薬株式会社

人口にあてはめたところ、なんと、完全型EDの人は約百七十四万人、中等症EDは約八百万人。軽度の人も含めると九百八十万人以上にものぼった。若年層を含めると、推計患者数はさらに増えると見られている。いまやEDは、誰でもかかり得る、ごくありふれた病気なのだ。

試しに読者の方々も、次ページの問診票でEDチェックをしてみるのをお勧めする。これは『国際勃起機能スコア（International Index of Erectile Function）』と呼ばれ、実際に世界中の医療現場で使用されている。本来は十五項目であるが、五項目を抜粋した簡易型のほうが日常診察では一般的である。設問にやや答えにくい点があるものの、国際基準に準じているという点で信用性は高い。二十五点を満点とし、二十二点以上は正常、二十

■ED問診票（IIEF5）

ED問診票

(IIEF5)

年　　月　　日

氏名

カルテ番号

最近6ヵ月で、該当するところに◯をつけてください

1. 勃起を維持する自信の程度はどれくらいありましたか？		非常に低い 1	低い 2	普通 3	高い 4	非常に高い 5
2. 性的刺激による勃起の場合、何回挿入可能な勃起の硬さになりましたか？	性的刺激一度もなし 0	全くなし又はほとんどなし 1	たまに（半分よりかなり下回る回数） 2	時々（半分くらい） 3	おおかた毎回（半分よりかなり上回る回数） 4	毎回又はほぼ毎回 5
3. 性交中、挿入後何回勃起を維持することができましたか？	性交の試み一度もなし 0	全くなし又はほとんどなし 1	たまに（半分よりかなり下回る回数） 2	時々（半分くらい） 3	おおかた毎回（半分よりかなり上回る回数） 4	毎回又はほぼ毎回 5
4. 性交中に、性交を終了するまで勃起を維持するのはどれくらい困難でしたか？	性交の試み一度もなし 0	ほとんど困難 1	かなり困難 2	困難 3	やや困難 4	困難でない 5
5. 性交を試みた時に、何回満足に性交ができましたか？	性交の試み一度もなし 0	全くなし又はほとんどなし 1	たまに（半分よりかなり下回る回数） 2	時々（半分くらい） 3	おおかた毎回（半分よりかなり上回る回数） 4	毎回又はほぼ毎回 5

IMPOTENCE.13(1),35,1998より抜粋

合計点数　　　　点

資料提供：ファイザー製薬株式会社

一点以下はＥＤの可能性がある。

心因性か器質性か

同じＥＤという病気であっても、種類は実に様々である。まず、一度も性交がうまくいったことがない「一次性ＥＤ」と、少なくとも一回以上はうまくいったのに性交ができなくなった「二次性ＥＤ」とに区別される。

原因による分類は、表を参照していただきたい。勃起機能は正常であるが心理的要因により十分な勃起が得られない状態を「機能的ＥＤ」と呼ぶ。身体機能の疾患により勃起機能に異常をきたして十分な勃起を得られない状態を「器質的ＥＤ」と呼ぶ。その他に、機能的要素と器質的要素が混在するか、あるいはどちらとも確定できない「混在型ＥＤ」などがある。さらに心理的要因は「心因性」と「精神病性」、器質的要因は「陰茎性」「神経性」「血管性」「内分泌性」に細分化される。

分類表を見ていると、私たち素人は心因性がいちばん多いのではないかと考えがちであるが、専門医によれば、はっきりと断定するのが難しいこともあるらしい。

聖ヨゼフ病院院長・日本性科学会副理事長の長田尚夫氏は、こう説明する。

「勃起障害の九十パーセントは精神的なものだと言われていた時代がありましたけれど、医学がどんどん進歩してきて身体のメカニズムが詳しくわかってくると、それまで『心因性』とし

■ED（インポテンス）の分類

1◆機能的インポテンス

1. 心因性インポテンス
2. 精神病性インポテンス
3. その他

2◆器質的インポテンス

1. 陰茎性インポテンス
2. 神経性インポテンス
   - 2-1. 中枢神経
   - 2-2. 脊椎神経
   - 2-3. 末梢神経
3. 血管性インポテンス
4. 内分泌性インポテンス
5. その他

3◆混合型インポテンス

1. 糖尿病
2. 腎不全
3. 泌尿器科的疾患
4. 外傷および手術
5. 加齢
6. その他

4◆その他のインポテンス

1. 薬物、脳幹機能障害など

※「インポテンス」の表記は出典のまま

出典：丸茂健『インポテンスの診断と治療』全日本病院出版会

ていたものの中にも、神経や脳の疾患など器質的な原因によるものがあったことがわかってきます。すると、『原因不明だったから心因性にしていた』という部分も出てくるので、なかなか単純にはカテゴリーに入れることはできないんです。医学の進歩によってEDの病態がもっと明らかにされてくれれば、新しい分類が必要になってくるでしょうね。しかし現時点で考えると、大雑把に言って『機能的ED』と『器質的ED』は半々くらいじゃないですか。年齢によってもずいぶん違いますよ。若者には『心因性』が多いですし、高齢者になればなるほど『器質性』が増えてきます」

いずれにしろ、専門医の診察を受けて、現代医学でわかるかぎりの原因を突き止めておくに越したことはない。それが回復への最短距離である。たとえば、冒頭のKさんは自分自身で「精神的な理由なんじゃないかな」と考えているのだが、五十歳という年齢から推測すると、精密検査をすれば器質的要因が見つかる可能性は高い。もしそうなら、まずは身体機能の疾患を治療しなければ回復は絶望的である。長田医師は、「多くのケースは解決可能です。要は自分ひとりで悩みを抱え込まずに、性的な問題に対応できる医療機関を訪ねることです」とアドバイスする。

治療を受けない大多数の患者

話を矢口君のことに戻そう。実は取材の過程で、矢口君の症状についての見解を数人の専門医に求めた。もちろん直接診察はしていないのであくまで推測の範囲内の話であるが、「深刻な心因性であるが、かならず治る」という見解は一致していた。有効な治療法は、薬物療法と心理療法の二本立てというのも共通していた。薬剤はまず何よりもバイアグラだ。バイアグラは器質性に効くイメージが強いが、心因性の有効率も大変高いのである（第二部に詳述）。要はバイアグラの力を借りて勃起を促進・維持し、挿入から射精までの「実績」をつくることで自信を取り戻し、失敗を繰り返す不安を払拭するのが肝要とのこと。そして矢口君のようにトラウマが深い場合は、じっくりと時間をかけてカウンセリングを行い、傷ついた心を癒していくことも欠かせない。そこから精神的に立ち直っていくことこそ、治療の最終ゴールである。

私はこのことを矢口君に話した。ずいぶん神妙な顔をして聞いていたが、残念ながら、その

■ED（インポテンス）の心理的要因と器質的要因

1◆心理的要因

1. 心因性インポテンス：
   a. 新婚における緊張、失敗に対する恐怖感、性への罪悪感、羞恥心、自身喪失
   b. 転勤、退職など職場環境の変化に対する不安
   c. その他の精神的ストレス
2. 精神病性インポテンス：精神分裂病、うつ病

2◆器質的要因

1. 陰茎性インポテンス：陰茎形成性硬結症、持続陰茎勃起症、陰茎海綿体の線維化、尿道下裂その他の先天性陰茎形成異常
2. 神経性インポテンス：
   a. 中枢神経：脳卒中、脳外傷、脳腫瘍、パーキンソン症候群、脊髄炎、脊髄損傷、椎間板ヘルニア、多発硬化症、その他
   b. 末梢神経：骨盤腔・後腹膜腔および会陰部手術、骨盤外傷、糖尿病、尿毒症、慢性アルコール中毒症、その他
3. 血管性インポテンス：大動脈分岐部閉塞、動脈硬化症などによる内陰部動脈から陰茎支配動脈にかけての閉塞、陰茎海綿体から静脈系への流出の異常
4. 内分泌性インポテンス：脳下垂体、睾丸、甲状腺、副腎の疾患、その他

※「インポテンス」の表記は出典のまま

出典：丸茂健『インポテンスの診断と治療』全日本病院出版会

後も治療をまったく受けていない。このあたりはKさんと同様である。

統計上でも治療を受けない患者が圧倒的に多い。日本性機能学会理事長の白井将文氏ら四人の専門医が二〇〇〇年四月に実施したアンケート調査では、EDを自覚している男性のうち、「勃起や射精の問題で医師に相談した経験がある人」の割合は四・八パーセントでしかない。また、ファイザー製薬の推計によると、バイアグラの発売時

の一九九九年三月から十八カ月間で、同薬を処方された新規患者数は約三十七万人である。約一千万人の潜在的患者数に当てはめると四パーセント程度であり、先のアンケート調査とほぼ一致する。この状態が続くのならば、どれほど素晴らしい特効薬が開発されたとしても、大半のED治療には結びつかないことになる。

治療を受けない理由

なぜこれほどまでにED患者は治療を受けないのだろうか。その理由を矢口君に尋ねると、「なんか話すのが辛いっスよ。検査でチ○ポをいじくられるのも恥ずかしいっスよ」という答えがまず返ってきた。これもKさんと同様である。しかも矢口君の場合は非常にショッキングな体験であるし、元恋人のレイプ被害についても話さなければならないので、余計に心理的負担が大きいに違いない。まず最初に克服しなければならない難題である。検査に対する羞恥心は、単なる知識不足による思い込みが大きいのだが。

さらに治療を受けない理由として、矢口君は「料金が高いっスよ」と話した。これは明らかに矢口君個人の問題を越えた社会問題である。つまりED治療には保険が使えないのだ。検査にしても薬剤にしても、すべて患者の自己負担である。一、二回で劇的に治ることは稀なので通院を余儀なくされるわけだが、自己負担であるかぎり経済的に余裕のない人は挫折してしまう。普通の学生には縁遠い話だ。

これは取材して確信したことだが、「話すのが辛い」「検査が恥ずかしい」という心理的理由と、「保険が効かないから治療代を払えない」という経済的理由は、治療を望みながらも受けられない大半のＥＤ患者に共通している。治療へ行き着くまでにはかくも高いハードルが存在するのだ。

まずはこれを導入部として、本文の中でさらに様々な問題点を掘り下げていこう。

第一部　人それぞれのＥＤ事情

ケース1　十六歳のトラウマ……田島さんの場合

初体験の失敗が尾を引いて

田島康雄さん（仮名・三十六歳）のＥＤの発端は、十六歳での初体験でのトラウマ（心的外傷）だという。

彼は当時、不良少年だった。「俺の頃は、いまのチーマーみてえにチャラチャラしていなくて、ツッパリの硬派がカッコよかったんだ」という。キャロル時代からの矢沢永吉の大ファンだった彼は、髪をリーゼントにして、だぶだぶの学ランを着込んで、「ヨロシク！」を連発する定番そのものだった。ちょうど暴走族が流行っていた頃で、田島さんも「みんながやっているから」という理由で地元のグループに入っていた。

クリスマスの頃に暴走族仲間とパーティーを開いた。溜まり場のスナックで永ちゃんをガンガン流して、歌って、踊って、食べて、飲んでの乱痴気騒ぎだった。女の子がふたりだけで来ていた。まさに狼の中の子羊である。田島さんたちは目の色を変えて彼女たちを口説こうとした。結局、いちばん色男だった田島さんがひとりの子の心をつかんだ。

「そういうときよくあるのが、みんなで女をまわすってやつだけど、俺らはそのへんはまじめでね。彼女の家に泊めてもらえることになって、もうひとりの子の相手を決めなきゃならないときに、俺を除いた十人くらいでジャンケンしたんだよ」

田島さんは仲間たちが血眼になって争っているのを、女の子とべったり寄り添いながら眺めて、ひどく優越感に浸っていた。そしてもうひとりの相手が決まり、非難囂々《ごうごう》の中、女の子たちと出掛けた。

広々とした一軒家の勝手口から入り、忍び足で廊下を歩き、彼女の部屋までたどり着いた。散らかり放題の部屋にはパンティーやブラジャーが脱ぎ捨ててあって、田島さんは目のやり場に困ったが、ぐんぐん勃起するのは抑えられなかった。女の子はそれらをクローゼットにしまい込むと、ボリューム一杯にドナ・サマーをかけて、田島さんにアルバムを見せ始めた。「これ今年の夏。湘南に行ったとき。これは……」。もちろん話なんて聞いていない田島さんは、いつ押し倒そうかとばかりタイミングを見計らっていた。部屋の隅で話し込んでいるもう一組のカップルは眼中になかった。結局、しびれを切らせた彼女のほうから手を握り、寄り添って、田島さんをうまくリードした。

「俺は初めてだったんだけど、彼女はずいぶん経験あったみたい。で、最後までちゃんとできたんだよ。酒は入っていたけど、意識はクリアだったし、入れたときとか彼女がよがっているのを覚えているんだ。でも、そこからが、思い出せない。とんでもないことが起こったらしいんだけど……」

翌朝、目が覚めて、小便をしたくなった。親にばれないようトイレは使わず、部屋の窓から外に出て、裏庭の片隅で立ち小便をした。ペニスに痛みが走った。亀頭を見ると、切り傷ができて血が滲んでいた。

「なんでそうなったのか覚えていないんだけど、たぶん毛切れっていうの？　彼女のあそこの毛がゴワゴワの剛毛だったという記憶はあるんだ。実際に切れて痛かったときの記憶もないんだけど、それしか思いつかないんだよなあ」

翌日は田島さんの学校の文化祭だったので女の子を連れていったが、内心では横にいられるのも嫌だった。彼女のほうは田島さんにますます惚れたらしく、校内でこれ見よがしに手をつないだり寄り添ってきたが、彼はゾッとして逃げ出したかった。

しかも災難だったのは、ペニスを傷つけたことを不良仲間に知られてしまったことである。初めて痛んだとき、いっしょに泊まった友人も並んで立ち小便をしていたのだが、田島さんが思わず「うっ、痛てえ」と声をあげると、「どうした？」と覗き込んできた。田島さんは青ざめて傷口を見せて、「これ、毛切れじゃねえか……」とこぼした。友人は心配するどころか、大笑いして不良仲間全員に言いふらした。

「みんな俺のことを嫉妬していたから、ここぞとばかりに『毛切れ、毛切れ』って笑われて、『情けねえ』とか『みっともねえ』とか散々からかわれたよ。俺、そんとき辛かったけど、そんなに残るとは思わなかったんだ。でも、やっぱり心の片隅に残っちまうほど傷ついていたんだよな」

その女の子とはすぐに別れて二度と会わなかったし、いじめは月日が経つにつれなくなっていったが、そのときのトラウマは思わぬ形で表出した。

相変わらず不良を続けていた田島さんには、その後もときどきセックスのチャンスはめぐってきたが、肝心なときになると失敗してしまうのだ。年頃の男の子らしく過剰なくらい性欲はあった。女の裸を見たり触れたりすれば、正常に勃起もした。しかしいざ挿入の瞬間になると、突如としてペニスは萎えてしまった。

「なんでそんなことになっちまうのか落ち込んだし、すげえ焦った。でも、誰にも相談できなかった。またからかわれるのが怖かったからね。原因はぜんぜんわからなかったけど、後から考えると、あの初体験のことしかないと思うんだ。挿入自体が快感ではなく、痛いもの、怖いものという拒絶反応がチンチンに正直に出ちゃうんじゃないかなあ」

挿入直前の悪夢

田島さんは高卒後、機械工になった。不良仲間と縁を切ることはなく、毎晩のように遊び回っていた。友人の紹介で右翼団体の幹部と知り合ってからは、もっぱらそちらの活動に打ち込み、街宣などに駆り出されると、パンチパーマに特攻服を着込んではり切った。幹部連中にひどく気に入られ、事務所に居候してスナックやクラブに付いていくうちに、派手なホステス遊びを覚えた。

二十歳を迎える頃には、いくつもの店で「顔」になり、何人ものホステスに入れ込んだ。幹部連中も呆れるほど積極的だった。ママであっても新人ホステスであってもこれと思ったら猪突猛進してアタックした。そして幹部連中も羨むほどもてた。

ところが、ホステス嬢とプライベートな交際を始めても、すぐに別れてしまうのがオチだった。理由は単純明快。十六歳からのEDをそのまま放置しておいたからだ。お互いに盛り上がって性関係まで進展するのだが、挿入の段階になると田島さんのほうが物理的にも精神的にも萎えてしまい、気まずくて白けたムードが漂った。それを何度も繰り返しているうちになんとなく自然消滅というのがほとんどのパターンだった。

「セックスに関しては、いい思い出はぜんぜんない。最初痛い思いをしたし、その後は途中で萎えてきちゃうし、あとはやってる最中で酔っ払って寝ちゃって覚えてないとか、そういう思い出しかないの。いいイメージが一個もないのよ」

二十二歳のとき、ある新人ホステスに一目惚れした。頻繁に店に通い、彼女を指名して、熱心に口説いた。彼女のほうも気があるらしく、田島さんのデートの誘いに乗った。店外で会うとすぐに、公園でペッティングをするくらいの関係にまでなったが、ホテルへ行くのは彼女がかたくなに拒み続けていた。ある晩、田島さんは彼女に店を休ませてデートをした後、強引に自宅に連れ込もうとした。彼女はドアの前で「私、敷居またげないの！」と泣き出した。そして彼女は結婚していることを告白した。

「ショックだったね、けっこうマジで惚れていたから。でも、俺、ますます燃えちゃってさ。絶対に奪ってやろうと思ったんだ」

しかし彼女の夫が浮気に気づいてしまった。不良少年あがりのトラック運転手で、田島さんの自宅に電話をかけては、「おまえたちがいっしょになっても、俺が絶対に幸せにさせない。一生仕返ししてやる！」などと恐喝した。なかなかの迫力だった。しかし田島さんはその手の恐喝には慣れ切っているので、ぜんぜん動揺しないどころか、ますます情熱をかき立てられた。

夫が夜勤の日に、田島さんは彼女をふたたび飲みに誘い出した。勝負をかけると決めていた。彼女を酔わせて家まで送ったとき、彼は強引に中に入ろうとした。すると意外にも、彼女はなんの抵抗もせずに、彼をすんなり家に入れた。ふたりで焼酎を飲みながら、あれこれ話しているうちに、妖しいムードになってきた。

「旦那は帰ってこないのわかっているし、ふたりっきりの世界になったら、やっぱりそういうことになるじゃん。で、俺よりも彼女のほうが盛り上がってきて、近づいてきたんだ。ようやく念願が叶うって感じだったね」

ところが、服を脱いで抱擁をしてと事が進むにつれて田島さんの興奮は高まっていったものの、「そろそろ入れなきゃ」と思ったら、潮がひくように興奮が冷めてきた。ペニスにしても最初こそ元気よく立っていたが、挿入のときになると急にしぼんできた。すると、目前で悶えている女性が突然「淫らな女」「醜い女」として映り、その意識が頭から離れなくなって続行不可能になった。

「ああ、またか、って思ったね。そうなると、すべてやる気なくなっちゃうんだよ。セックスだけじゃなく、恋愛そのものもね」

その晩は泥酔したふりをして、寝込んでしまった。そしてそれ以降もセックスの機会はあったが、もはや田島さんが盛り上がることはなかった。最初は我慢していた彼女も明らかに失望している様子だった。そしてどちらからともなく別れ話をして、スリリングだった不倫関係はあっけなく幕を閉じた。

EDからアル中へ

こういう失敗を何度も繰り返すうちに、ある諦念が田島さんの中に生まれてきた。

「飲みに行っていい女を口説いたとしても、『俺、最後はセックスできないんだよな』っていうのがいつも頭にあったんだ。けっこうもてたから、口説くのは難しくなかったけど、『この女を口説き落としてホテルに入っても、結局できないんだよな』って思うと、やる気がなくなっちゃう。それに自分でこんなこと言うのも変だけど、俺、見た目カッコいいじゃない。いい男に見えるでしょ、絶対に。もし俺がすごい不細工だったら、いいのよ。だけど、外見で女たちに期待されちゃうから、余計に辛い。いざやってみたら、外見だけで中身がないじゃんと思われんのが嫌だから」

あいかわらず水商売の女にはもてた。あるときはスナックのママに惚れられ、「あなたは働かないで遊んでいるだけでいいから。わたしが食べさせてあげるから」と迫られた。田島さんにその気はなかったが、毎晩のように店に通い、ただ酒を飲んでカラオケを歌いまくっていた。もちろん彼女の自宅まで付いていけば、かならずセックスを求められたが、酔い潰れたふりをしてのらりくらり断わり続けた。立たない理由も「飲み過ぎた」といえば事足りた。

しかし、とうとう逃げられない時が来た。ママが客とホステスを早めに帰し、店の中でセックスを迫ってきたのだ。田島さんは泥酔する前だったので、いつも通りに断われず、いよいよ覚悟を決めた。

ソファでもつれ合っているときは、場所が場所だけに刺激され、興奮し、勃起もした。ズボンを脱がされてフェラチオをされたときは、それまでになく硬くなり、「このままうまくいくかもしれない」と期待を膨らませた。しかし、案の定、持続はしなかった。今度の妨げになったのは、視覚ではなく臭覚だった。彼女のヴァギナに触ったとき、強烈な臭いが鼻をつき、いっきに萎えた。

「そのとき俺は、たまたま仕事で右手を怪我していたんだけど、あそこを右手で触ったとき、膿が出て臭ったのかと錯覚したくらいだった。結局最後までやる気にならなくて、途中でやめて帰ったんだけど、しばらくしたら本当に傷口が腫れて膿んでしまって、すげえ痛かった。なんでセックスのたびに、こんな惨めな思いばっかりなんだと、針を傷口に刺して膿を出しながら、泣いたよ。ほんと、泣いたよ。嫌な思い出ばっかりさ。嫌な姿とか嫌な臭いとか、そんなマイナスのことばっかり気になっちまうのさ」

忘れるためには、酒しかなかった。悪友たちが心配して止めるほど飲み続け、女性たちが目の前にいると、わざと意識をなくした。「女なんてどうでもいい、それよりも酒だ！」という無頼漢を気取った。酒の味自体は大して好きではなかったし、強いわけでもなかったが、現実逃避という理由から暴飲が病みつきになった。

必然的に待ち受けていたのは、アルコール依存症という病気だった。体調不良で機械工の仕事を休みがちになり、とうとう解雇された。右翼活動も疎かになり、会長から見放された。そういう悔しさや焦りも重なって、親元で暮らしながらも連日飲んだくれ、家の中で朝からウイスキーをラッパ飲みするほど手がつけられなくなった。そして親の勧めで精神科医の治療を受けることになった。

「もうあの頃は、女の裸を見たいっていう意欲もなくなったし、テレビでそういうシーンが出てきてもピクンとも立たなくなったよ。女にはまるっきり疎遠になっちゃったから。体力もぜんぜんなかったしね」

体調が回復してくると女性に興味が湧いてきたが、同時にＥＤの苦しみもふたたび頭をもたげてきた。それが耐え難くなると現実から逃げるために、アルコール依存へ逆戻りした。その悪循環は延々と続き、一時期は入院生活を送るはめになった。

「自分のすべてをさらけ出せるようになりたい」

私が出会ったのは、それから数年後の彼だった。たまたま雑誌の企画でアルコール依存症の取材をしていたとき、あるカウンセリングルームを訪問し、そこの古株として彼を紹介されたのである。

薬物と心理カウンセリングによる治療を忍耐強く続けた結果、すでにその頃には、回復の終盤を迎えていた。体力は十分に蘇り、スポーツジムに毎日通って筋トレや水泳に励んでいるということだった。日焼けサロンも欠かさないという。歯も強力歯磨き粉でゴシゴシ磨いて真っ白である。髪は薄茶色に染めていた。第一印象は、カッコいいサーファー、あるいはホスト。まさに病気の反動としての「健康」を演出している田島さんであるが（本当に極端な人だと唖然とするが）、まだ社会復帰は果たしていなかった。ブランクをはね除けて職を見つけるほどの気力はまだ整っていないらしかった。

最初のインタビューのとき、カウンセリングで話し慣れている田島さんは、臆することなく、ときにはジョークを交えながらアルコール依存の体験を語ってくれた。私はぐいぐい引き込まれ、気がつくとテープ二本分くらいの録音をしていた。しかし原稿を書いた後は記憶の片隅に追いやっていたのだが、ＥＤの取材を始めてから急に田島さんのことを思い出したのである。

あの長いインタビューの合間に、彼が突然「ここからは録音を止めてくれ」と言い、ぼそぼそとEDの悩みを吐露したのを私は微かに覚えていたのだ。しかし、録音さえ許してくれなかった悩みを書かせてくれるわけがない、そんな申し出をしたらキレてしまうかもしれないという不安が頭をもたげた。

久しぶりに田島さんに電話をかけて、恐る恐る事情を説明した。すると、「書いてもいいよ、あんただったら」と、拍子抜けするほどあっさり取材を許可してくれた。幸運にも、以前さしあげた拙著を気に入ってくれていたらしい。

さっそく都内の喫茶店で再会して、EDについての話をじっくりうかがった。当初は気恥ずかしそうに伏し目がちで、周囲をちらちらと気にしていたが、話し始めて数分後には堂々とした田島さんに戻った。

しかしながら、アルコール依存症の治癒とは裏腹に、EDの具合はぜんぜん良くなっていないということだった。女性に対する興味、そして性欲はだいぶ戻ってきているが、「どうせできない」という強迫観念は根強く残っているという。こればかりは実体験を通して解消していくしかないのだろう。だが、彼の話を丹念に聞いていくと、EDに対する考え方や態度が変化していくような兆しを感じ取ることもできた。

「当時そういう仲になった女にさ、『俺、昔こういうことがあって、きちんとセックスしたことがないから』っていうようなことを喋ればよかったんだけどな。もしかしたら、『気にしなくていいよ』とか『私、治してあげる』みたいに言ってくれたかもしれないんだけど、結局俺、いつも言えなかったから。あやふやにしたまんま、自分の頭の中だけでいじけていたから。でも、最近、殻を破らなきゃと思うようになったんだ。どっかで言えないと、女の子に」

「そうですよね。まず、言える関係を築くことですよね」と私。

「うん。自分のすべてをさらけ出せるようになりたい。そういう気持ちにさせてくれる女が現れないかぎり、俺はダメだろうね。でも、そんな女いないよなあ」

　私は彼を励ますためだけに、あまり無責任なことを言いたくなかったので、黙っていた。この広い世の中にはそういう女性も存在するだろうが、彼が出会うかどうかは神のみぞ知ることだ。

　恐る恐るではあるが、バイアグラなどによるＥＤ治療の選択肢もいちおう勧めてみた。案の定、「そこまでやろうとは思わない」と一蹴された。主治医にも勧められているらしいが、断り続けているという。「そこまで本気にさせる相手がいないんだから、意味ないじゃん。要は女次第なんだよ」

運命の女性と出会う

　実はここまでの話の範囲内で田島さんについて書こうと思っていたのだが、約半年後に電話を入れると、予想外の展開になっていた。なんと仕事も決まり、結婚も決まったというのだ。

インタビューの合間にちらりと見せる苦渋の表情が忘れられなかったので、私は我がことのようにうれしかった。しかしこれほど急激に人生が好転するとは、あいかわらず極端な人だ。それはある意味で、生きることに貪欲だからだろう。

この後日談は絶対に欠かせないと思い、改めて取材をお願いした。待ち合わせの喫茶店に田島さんは、婚約者・祐子さん（仮名・三十三歳）を連れてきた。私は「へー、こんな美人がなあ」と、思わずまじまじと見つめてしまった。田島さんは事前に、「小泉今日子に似ている」と言っていたのだが、まんざらハッタリではなかったのだ。

「はじめまして」と祐子さんは丁寧におじぎをして席に座った。田島さんはその横で照れ臭そうに微笑んでいた。いい顔だった。取材を嫌がっていた彼女を熱心に説得してくれたらしい。

札幌在住の祐子さんは二泊の予定で上京していた。ふたりで新居を探し回っている合間に取材のための時間をつくってくれたと知って、私はひどく恐縮した。丁寧にお礼を言うと、彼女はようやく、「いいんですよ」と微笑んでくれた。

ふたりはインターネットの出会い系サイトで知り合ったという。登録者に電子メールの私書箱を提供し、好みの異性を次々に紹介するシステムである。その頃、田島さんはマラソンに精を出していたので、登録のときに「趣味はマラソン」と記入すると、さっそく趣味の合う女性の一覧表が送られてきて、その中に祐子さんが入っていた。

メールのやりとりを始めた。もっともどちらにとっても、大勢のうちのひとりにしか過ぎなかったので、当初は単なる暇つぶしだった。ところがよほど相性が良かったらしく、だんだんとメールの頻度が増えていき、毎度毎度いろいろな話題で盛り上がった。デジタルカメラで写真の交換もした。電話番号も教え合い、直接話をするようにもなった。お互いに「会ってみたいなあ」という気持ちが膨らんでいった。

しかし田島さんは、札幌まで会いに行く踏ん切りがつかなかった。無職であること、アル中であること、そしてＥＤであること、それらがばれてしまったときのことを想像すると、「どうせふられるだけだよな」とふさぎ込んだ。それに水商売の女性とばかりつきあってきた田島さんにとって、美容師をしている祐子さんは新鮮であったものの、うまくつきあっていく自信がなかった。

悶々としながら半年が過ぎた。メールでのコミュニケーションはますます親密になっていった。田島さんの心境に、少しずつ、ある変化が生まれた。

「会いに行く前に、全部言っちゃおうと思ったんだ。ふたりで長いことメールやっていて、電話でもしゃべって、彼女なら嫌とは言わないような気がしてきたんだ。理屈じゃなくて、感覚としてね。最初はふられるだけだろうと思っていたけど、でも、こいつならたぶん大丈夫なんじゃないかなという信頼感のようなものだね。もちろん、『嫌だ』と言われることも考えたけど、それならそれでいいやと思ったんだ。言わないで悩んでいるより、すっきりするもん」

初めてのED告白

メールではなく電話で話した。

「会う前に、話しておきたいことがあるんだ」

「なあに？」

「実は、俺、仕事していないんだ」

「えっ、機械工やってるってメールに書いてたじゃない？」

「あれ、嘘なんだ。前の仕事のことを書いていたんだ」

「どうして働かないの？　リストラ？」

「違う、違う。いろいろあって、病気とかして……」

「病気って？」

「アル中。酒、やめらんなくなっちゃって……」

「いまも、そうなの？」

「完全ではないけど、だいぶ回復した。入院したこともあるんだけど、いまは普通に暮らせるようになった。あとは仕事を見つけるだけかな」

「だったら、大丈夫じゃないかな」

「うん、ちゃんと見つけようと思ってる」

その晩だけではなく何度も電話をして話し合った。無職とアル中については、田島さんも安心して話せるようになったし、祐子さんも落ち着いて聞いていられるようになった。残るはＥＤについてだが、田島さんは喉元まで出しながら言えずじまいだった。

　ある晩、思い切って、こう切り出した。

「ごめん、まだあるんだ」

「えっ、まだあるの!?」

「うん、ちょっと言いにくいんだけども……、立たないんだよ、あそこが……」

「……」

「ほら、エッチとかするとき、男は普通、立つでしょ？」

「うん」

「あれ、できないんだ」

　祐子さんはようやく意味を飲み込んだ。ある意味で、無職やアル中の告白以上にびっくりしたという。

「アル中だったからそうなったの？」

「いや、そうだから、アル中になったんだ」

「……」

　田島さんはこれまでの出来事を詳しく話した。緊張して早口の彼とは対照的に、祐子さんは静かに相槌を打っていた。

突然、祐子さんが訊いた。

「ねえ、ひとりでは、できるの？」

「えっ？　う、うん、それはできる」

「じゃあ、できるじゃない。なんとかなるんじゃないのかなあ」

「……」

今度は田島さんのほうが黙り込んだ。「そうだ、なんとかすればできるかもしれない」という思いが微かに芽生えてきた。

すべて話し終えて、田島さんは、決意を固めた。

「来週、会いに行くから。いい？」

「うん、いいよ。楽しみにしてる」

電話を切ったとき、田島さんは重荷を降ろしたような解放感に浸り、しばらく放心状態であったという。そして「やっと言える子がいた」という感激がじわじわと込み上げてきて涙ぐんだ。

祐子さんのほうはどうだったのだろう。彼女はこのときの心境をこう語った。

「私だって、それなりに戸惑いましたよ。そんな人、初めてだったから。走っていると聞いていたし、写真を見たら病気しているとは思えないし、『いったい、どんな奴なんだ？』と頭がこんがらがって、何日も考え込んで眠れないときもありました。正直いって、『やっぱり会うの断わろう』と思ったときもありましたよ」

そんなとき彼女を支えてくれたのは、同じスポーツクラブに所属している友人だった。

「ひとりじゃ抱えきれないから、友達に相談したんです。この人ならわかってくれると思って。彼女と私は、男の人に対する感覚がとても似ているんです。たとえば飲み会のときに、男性は経済力があったほうがいいかどうかという話題になったとき、大多数が『あったほうがいい』派だったのに、私と彼女だけ『ないんなら自分で働けばいいじゃない』と言い張るような仲なんですね。それで話してみたら、期待通りすんなり受け入れてくれました。『いろいろ抱えていても、いま前向きにやろうとしてくれるんなら、それでいいじゃない』って言ってくれて、私もまったく同感だったんですね。すごく励まされました。それで『会ってみよう』と思えたんです」

会う前に答えは出ていたようだ。赤い糸で結ばれた縁というのはこういうことなのかもしれないと私は感じ入ってしまった。

「ほんとに好きだったら、それで別れることなんてしないよ」

千歳空港のロビーで初対面を果たした。お互いに初めてとは思えず、昔から知っているような親しみを感じた。祐子さんの案内で札幌をぐるぐる回った。北大周辺の草原を走って軽く汗をかき、定山渓の温泉につかり、ジンギスカン料理をたらふく食べ、藻岩山までドライブして夜景を眺めた。初デートの心境は、ふたりとも口をそろえて「すごい気が楽だった」という。

祐子さんはどちらかと言えば、男性の前では気をつかいすぎるタイプだった。たとえば食事のときにも、相手のペースに合わせないと気になった。スポーツウーマンなので普段はよく食べるが、男性の前だと急に少食になった。ところが、田島さんの前ではぜんぜん気にせずに、美味しいラム肉を「バクバク食べた」。話したいことを話せた。楽しいときには腹の底から笑えた。そうできる自分が不思議だったし、そういう自分を好きになれた。

田島さんも同じだった。

「俺、どんな女とつきあっても、自分を少しでも良く見せようとしてきたけど、初めてなんも気をつかわないで、アホになったままの自分でいられたんだ。子どもに戻ったような感じかな。こいつの前だったら、カッコつけなくてもいい、見栄を張らなくてもいい、弱い自分とか、変な自分とか、情けない自分とかをさらけ出してもいいって思えたんだ」

そしていよいよ、肝心の時が来た。ホテルまで送ってもらったとき、田島さんは祐子さんを部屋に誘った。「うん、いいよ」と彼女は素直に付いてきた。それまで無邪気に打ち解けていたふたりだが、さすがにこちこちに緊張して、エレベーター内での沈黙が重々しかった。

部屋に入って、キスをして、ベッドインした。田島さんの高揚感は最高潮に達して勃起力も十分だった。が、しかし、やはり病気は病気である。EDはEDである。無情にも挿入直前で萎えてきた。「入れなきゃ、入れなきゃ」と焦ると、ペニスを懸命にしごいても、ますます逆効果だった。もはや再生不可能とわかったとき、ガクンとうなだれ、「すべて終った」と落胆した。

するとサ祐子さんが、「いいよ、いいよ」と優しく声をかけた。「ほんとに好きだったら、それで別れることなんてしないよ。少なくとも私はそうだよ。だから、安心して」

田島さんはこの言葉で救われた。ベッドの中で静かに抱き合い、温かい安らぎを感じながら、彼女に感謝した。女性に対してこういう気持ちになるのは初めてだった。初めての精神的な、人間的なつながりだった。札幌滞在の一週間の間に何度も失敗して、そのたびに彼女の愛をたくさん感じて、彼自身も「挿入」以外のことでたくさんの愛を伝えて、このうえない幸福感に包まれた。

「私は好きになった人に触れたい、触れられたいって気持ちが起こるけど、それは単にセックスという行為だけではないんです。ほんとに好きな人に一晩中ただ抱き締められて眠ることだけでも、女にとってはすごく大事なこと」

田島さんにしてみれば逆に、祐子さんのこういう気持ちによって、二十年以上のＥＤ歴の中で初めて治療意欲に結びついた。

「祐子がいつも俺を責めなかったし、きちんとできなくても、ふたりで一晩中ずっといられたことが感動的だったね。あのとき『情けない』と言われたり、言われなくてもそういう雰囲気が漂っていたら、俺は『もう、いいや』とふて腐れるだけだった。でも、祐子が優しくしてくれたから、逆に『やっぱり彼女のために、ちゃんとしてあげたい』という気持ちになれたんだ」

回復への追い風

東京に帰ってから、主治医に相談し、EDの専門医を紹介された。彼のEDは心因性と診断され、カウンセリングと薬で対処することになった。処方薬はバイアグラだった。

「今日、薬もらったよ」と田島さんがメールを送ると、祐子さんから「よかったね」と返事が来た。

「他の女の子に試していい?」

「絶対、だめ‼」

「冗談、冗談」

「ばーか‼」

ふたたび札幌を訪ねたとき、バイアグラを服用してベッドインした。田島さんの場合は、想像していたほどの効果はなかったという。しかし、もともと勃起をしないわけではなかったし、セックスの回数を重ねるごとに状態が良くなっていたので、薬によって多少でも持続力が延びたというのは大きかった。いったん挿入行為がうまくいくと、あとは意外なほどスムーズに最後まで行けた。

ついに念願がかない、ベッドの上で抱き合って喜んだ。「やっとひとつになったね」と田島さんが言うと、祐子さんは涙ぐんで「うん」と頷いた。
ふたりは、こう振り返る。
「きちんとしたセックスから程遠かったし、ただ単に入ったというだけだったけど、うれしかったねえ。そのことによって、あまり焦らなくなったし、いつかきちんとできるようになるかなっていう気持ちも起きたから、少し自信が持てるようになったことが大きかったかな」（田島さん）
「その瞬間は、単に『入ったかなあ〜』っていう感じだったような気がします。そうなるまで彼が一所懸命にやってくれてるというか、焦っているような感じだったのが気になっていて、感じるような余裕はありませんでした。だから、その瞬間よりも、終ったあとに彼のうれしそうな顔を見ているほうがうれしかった」（祐子さん）
その後、田島さんは、めきめきと自信を取り戻していった。焦ることもなくなった。数カ月後にバイアグラなしで試してみると、意外にすんなり成功した。ふたたびベッドのうえで抱き合って、「薬なしでもできるじゃん！」と喜んだ。ちょうど同時期に婚約したことが、気分的に最大級の追い風になった。

「失敗してもいいからね」

それから半年後のいまでは、半々くらいの割合でバイアグラを飲んだり飲まなかったりしているという。調子が良くて自信があるときは飲まないし、調子がいまひとつで助けがほしいときは飲むという「ほどほどのつきあい方」をしているそうだ。薬の服用法をきちんとコントロールできるのは、アルコール依存症からの回復経験が活きている。そしてなにより最大の効果は、たとえ失敗しても、「いつも立たなくていいからね」と祐子さんが優しく受け止めてくれる安心感である。そのおかげで焦りや不安が解消され、ゆったりとした気分でセックスに集中できる。

「要は、気持ちの問題だよ。薬の効果だけじゃ、本当には回復しないよ。俺は精神的に前向きになっていたから、バイアグラがいい感じで後押ししてくれたんだ。まあ、勢いづけに一杯ひっかけるのと変わんねえよ」

この場におよんでも、男らしい田島さんであった。そんな彼を祐子さんは、にこやかに見つめている。いや、見守っている。

「結婚してもセックスは永遠にできるわけじゃないでしょ。だから、できないときがあるのが当り前だし、そのときはそのときで恥ずかしがらずに話し合えばいいと思うんです。本当に好きだったら、それで別れるどころか、逆に、とっても深い愛情を確認できると思うんです。それでふたりで乗り越えて、またできるようになったら、そのときの喜びは格別でしょうね」

いま悩んでいる男性やそのパートナーに贈る、祐子さんの言葉である。田島さんは本当に幸運な男だ。私は仕事を忘れて、しばらくの間、嫉妬した。

〈最新の後日談〉

入稿直前に田島さんからメールが来た。原稿内容の了承と共に、近況がこう書かれていた。「いまは薬ぜんぜん使ってません。そのときによって違いますが、この前激しくやりすぎてあそこが切れてしまいました。しかしトラウマになることもなく、今日もしました!!」。末永くお幸せに。

……………

解説１◎キーワード［予期不安、歪んだ認知］

失敗以前のキャラクターが問題

元暴走族の田島さんは、十六歳の初体験のとき毛切れによってペニスから出血し、それが仲間にばれてからかわれ、そのトラウマによって心因性のＥＤになった。それを忘れるために酒に溺れてアル中になった。まさに初体験の失敗に呪われたかのようだ。

私たちは普通、失敗そのものを真っ先に問題視する。失敗したからこそ当人が傷つき、悩み、ＥＤになったと考えがちである。しかし専門医の見解は必ずしもそうではない。

日本性科学会幹事の精神科医・針間克己氏は、「もともと悩みやすいキャラクターだったからEDになったと解釈するほうが自然でしょう」という。つまり失敗という体験そのものは単なるきっかけに過ぎず、それを誇大に受け止めてしまう性格こそ本質的な原因であるというのだ。

「初体験の男女が性交した場合は二割しか成功しないというデータがあります。つまり失敗するほうが当り前なんです。でもたいていの人はその失敗にもかかわらず、その後できるようになる。だけど、最初の失敗を引きずるというのは、引きずりやすいキャラクターがあると考えたほうがいいでしょう」（針間氏）

毛切れのトラウマは意外と多い

なるほど、そう考えてみるとセックスにかぎらず、どのような失敗にも当てはまることではないだろうか。同じ失敗に対して個々人の受け止め方は大きく異なる。「もう絶望的だ」と落ち込む人もいれば、「まあ何とかなるさ」と平然としている人もいる。癖のように同じ失敗を繰り返す人もいれば、冷静に対処して二度と繰り返さない人もいる。それは本人のキャラクター次第である。プラス思考であるかマイナス思考であるかに大きく左右される。EDはまさに、失敗に対するマイナス思考の象徴的な出来事なのだろう。

専門的にはそれを「予期不安」と呼ぶ。過去のセックスで失敗した経験があると、「今度はうまくいくだろうか」と不安・緊張が高まり、勃起障害を起こすことだ。失敗が繰り返されるうちに、予期不安もさらに高まっていく。ひどい場合は「今日もまた失敗するのではないか」という不安によって、夕方頃から緊張が始まる。セックス自体がストレスになり、「セックスしなければ」「立たせなければ」という強迫観念ばかり先に立ち、セックスを楽しむ境地には程遠くなってしまうのだ。逆に、妻の生理日などでセックスをしなくてもよいと思っている日は勃起がみられることがよくある。

針間氏は「予期不安がない心因性のＥＤはないと言ってもいいでしょう。心因性の基本です」という。そう言われれば、本書の登場人物の誰もが、この予期不安を抱えている。その最たるケースが田島さんであるに過ぎない。また彼の場合、毛切れによって出血したというセンセーショナルな失敗談だったので、私は余計に気の毒に感じたのだが、専門医によれば、それは決して特殊な症例ではないという。

男性機能障害の専門病院である三聖病院院長・斉藤宗吾氏はこう指摘する。

「セックスのときに毛切れで出血することはよくあるんです。ペニスに陰毛がからんで柔らかい包皮を傷つけ、挿入のときに擦り切れて出血するんですね。それは些細なことであって、九割くらいの人は気にしないで、次のときは毛切れしないように注意してうまくいきます。ただ、残りの一割くらいの人は心的外傷となってしまいます。それはその人のパーソナリティーによるものです。ちょっとしたことが引き金になって発生するＥＤはすべて、性に対するパーソナリティーの問題です」(斉藤氏のセクシャル・パーソナリティーの分析は第二部で詳述する)。

また、元東大病院神経精神科医長、現駒込神経クリニック院長の斉藤陽一氏もこう語る。

「毛切れで痛みがあってダメになるケースというのは実は多いのです。女性の毛だけではなく、男性自身の毛がからみつくという場合もあります。そこで問題なのは、セックスに対して恐怖感を持ってしまうかどうかです。普段から思い込みが激しい人は、恐怖感で勃起しないという条件付けが簡単にできてしまいます。いったんそうなると治りにくいですねえ」

毛切れが多いというのにはびっくりしたが、もっと驚いたのは百人中十人もの男性がそれを引き金にEDになってしまうことだ。そのような男の脆さはまったく知られていない。まさに男の世界の暗部だ。

たわいない女性の言葉を拡大解釈

セックスの最中の女性の言葉をきっかけにして勃起不全が起こることもある。専門医によれば、その場合も言葉自体は取るに足らないことが多く、受けとる側の性格に問題があるという。

針間氏はこう指摘する。

「誰でも傷つくようなひどい言葉、たとえば『あなたはダメね』『インポね』『小さいわね』とか言われた人は少ないんです。第三者が聞いたら、『えっ、そんなことで傷つくか!』と驚くようなたわいない言葉を重大なこととして解釈してしまい、悩んでEDになる人が多いですね」

たとえば針間氏の患者のＡさん（二十一歳・大学生）は、三歳年上のＯＬと交際してセックスを初めてしたとき、「ここをこうして。あそこをああして。そこはまだだめ」といろいろと指図されて、「この女は僕よりセックスがうまそうだ」と思い込んだために勃起しなくなった。それ以後、失敗への不安が大きくなり、他の女性に対してもうまくいかなくなった。また患者のＢさん（三十二歳・会社員）は見合い結婚して初夜にセックスしたとき、挿入の最中に妻から「中には出さないで」と言われ、「これが素人の言葉であろうか！」と驚き、萎えてしまった。その後は妻に対して性欲がなくなり、たとえ試みても勃起しなくなった。

このような激しい思い込みを専門的には「歪んだ認知」と呼ぶ。

「ある出来事があったときに、それを合理的に解釈できない、妥当な捉え方ができないということです。なにか歪んで、誤って、ねじまがって捉えてしまうわけです。たとえば感じない女性だってたくさんいるのに、『自分がやっても感じてくれなかった』と悩んだり、あるいは女性が感じ過ぎたために『女は淫乱だ』とショックを受けたりします」（針間氏）

性経験や性知識を増やしていけばこういう思い込みは解消されることもあるようだが、やはり性格的な問題になるとそう単純には治らないそうだ。根気強くカウンセリングを続けて、「歪んだ認知」に陥りやすく「予期不安」に駆られやすい性格自体を変えていかなければならない。「このタイプの患者は、たとえバイアグラでＥＤを治したとしても性格改善をしていかなければ、他の心理障害が出てくる可能性があります」と針間氏はいう。若い世代にこの種の

ＥＤが多いということは、その基盤の性格を持つ若者が多いということであろう。ふと、他の心の病、たとえば引きこもりやストーカーなどの増加を連想してしまうのは私だけであろうか。

ケース2　プレッシャーはペニスを襲う……谷口さんの場合

借金と離婚の果てに

仕事の悩みや借金の苦しみなど性の領域ではないことがＥＤの原因になることがある。谷口徹さん（仮名・五十一歳）の場合はそれに当てはまるだろう。

零細企業の経営者である彼は、資金繰りに困り果てた末、悪質な商工ローンに手を出した。たちまち利息が膨れあがり、返済が追いつかず、取り立ても厳しくなった。本業のほかに、夜勤のアルバイトをせざるを得なかった。場末のビジネスホテルのフロント係だった。バイト代は月二十万円程度にしかならなかったが、住宅ローンの返済もあったので、どうしても必要だった。四十代半ばの身体にはことのほかこたえた。

だが、谷口さんは、精神的には気丈だった。

「僕は貧乏な家庭で育ったんで若い頃から苦労が多かったし、逆境になるとますますがんばるタイプだから、まあ、なんとかこなしていたよ。さすがに体力的にはきつかったけど、気合いのほうが上回っていたね」

不幸というのは重なるもので、夫婦生活も破綻をきたしていた。関係が冷え切っていたところに谷口さんの長年の不倫が発覚し、妻が激怒して別居を申し出た。もはや離婚は決定的だった。別居後に妻が弁護士を立て、慰謝料などをめぐって争ったので心労が重なった。しかしこの修羅場も持ち前の精神力で谷口さんは耐え抜いていた。

「最終的には僕の責任ですから、かみさんには申しわけなかったと思うけど、僕にとっては再出発をするいい契機だという思いもあったんだ」

この直後、谷口さんは、ある女性との関係でEDに直面するのだが、その話の前にもう少し詳しく彼の結婚生活について触れておこう。

二十代の半ばに熱烈な恋愛をして結婚した谷口夫妻であるが、徐々に意思の疎通が難しくなり、溝が深まっていった。妻がどんどん変化していくのに夫が適応できなかったというのが大筋の理由らしい。

妻は家事に専念するために結婚当初から専業主婦になった。しかしそれは彼女にとって消極的な選択だった。

「かみさんは一種のコミュニケーション不全。やりたいことがあるんだけど、外に出てやるのが不安だったんだろうね。社会でやっていけないという不安感がずっとあったんだと思う。お嬢さん育ちだから理想は高いんだけど、人間関係をこつこつ築いたり、細かな仕事をこなしたりする自信はなかったんじゃないかなあ。だから、家事はまったく不向きなのに、仕方なく専業主婦を選んだから、相当にジレンマがあっただろうね」

妻はいつでも家でふさぎ込んでいた。鬱がひどいときは、家事をいっさいやらなかった。買い物に出掛けても億劫になって、何も買わずに帰ってくることもあった。洗濯物はどっさり溜まり、部屋はちらかり放題だった。そして家の中を薄暗くして、谷口さんの帰りをじっと待ち受けていた。

ときどきアルバイトに応募することもあったが、たいがいは面接で断わられた。採用されても、「愛想がない」「仕事が遅い」などの理由で解雇された。

そういう妻とは対照的に、谷口さんは苦労人らしい実務家で、コミュニケーション能力にたけていた。二十代後半に会社を興し、収益を着実に上げていった。遊ぶことにも貪欲で、毎晩のように遊び仲間と繁華街に繰り出していた。

新婚時代の谷口夫妻は、いつでもいっしょに遊びに行った。引きこもりがちな妻を谷口さんが熱心に誘った。「ふたりで話していると楽しい人だから、こういう良いところをもっと他の人たちに知ってほしいと思った」と谷口さんは言う。だが、その思惑に反して妻は仲間と打ち解けられずにつまらなさそうにしているので、だんだんと妻を置いて出掛けるようになった。そのうちに子どもが生まれた。しかし子育てによって妻の気持ちが充足することはなく、嫌々ながら子どもの世話をしているのは明らかだった。

妻に対して谷口さんは、「僕がこんなにがんばっているんだから、君もがんばれ」「ちゃんとやるべきことをやれ」などと叱りつけるだけで、妻の悩みごとを親身になって聞くことはなかった。妻は家にこもりながら考えたことを夫にえんえんと話していたが、夫はのらりくらりと適当にかわし続けていた。

「かみさんは僕しか話す人がいないからコミュニケーションを取りたかったんだろうけど、僕はそれをほっぽっていたから、そのへんのすれ違いは大きかったね。あとから考えると、『苦しかっただろうな』『可哀想なことをしたな』と思うけど、当時の僕は彼女に対して専制的だった。男は稼がなきゃいけないとがんばってきて、けっこう稼いでいたから天狗になっていたところがあったからね。だから、かみさんに女の役割を押しつけて、頭ごなしに厳しいことも言ったから、彼女にとってしんどい状況だったと思うよ」

性生活においても夫婦間に溝が生じた。谷口さんは性欲旺盛だったので、毎晩のように妻にセックスを求めた。しかし妻はもともと淡白なうえに鬱状態が長かったので、連日のセックスは苦痛だった。谷口さんはそれに気づかず、性欲を我慢することはなかった。愛情とセックスを切り離せないタイプなので性風俗にはぜんぜん興味が湧かず、妻しかその対象は考えられなかった。「それだけ、かみさんがすごく好きだった。したくてしょうがなかった」という。

結局その愛情というのは、男性にありがちな支配欲と混同していたのではないだろうか。セックスを拒否されると、谷口さんは怒った。そして強引に求めた。「レイプに近い状態もあった」という。

妻のセックス拒否宣言

妻は三十代半ばに一念発起したらしく、単身で短期間のアメリカ留学をした。帰国後、彼女は少しずつ変わっていった。外に出て人間関係を築くことが苦にならなくなった。はっきりと自己主張をするようになった。定職を見つけて、上司から信頼を得るほどがんばった。

谷口さんは彼女の変化に驚き、戸惑った。そしてだんだん淋しくなった。

「彼女を自立させたいと思っていたけど、本当に自立してしまうと、援助する喜びがなくなってしまったんだよ。回復する過程で僕に依存しなくなり、僕から離れていき、僕の存在感が薄くなっていくのがわかったときに、すごく辛くてね。ひとりじゃなにもできない哀れな女のために力になっているという自己満足があったから……」

セックスの場面においても、彼女は意思表示をするようになった。強引に求められれば、断固として「ＮＯ！」だった。夫が怒っても動じなかった。しかも谷口さんに改心する様子がなかったので、とうとう我慢の限界に達したらしく、「もう絶対にしたくない」ときっぱりセックス拒否宣言までした。

谷口さんは怒るよりも、しょんぼりと落ち込んだ。なぜなのか理解できなかった。

「世の中にはセックスがなくても過ごせる人がいるみたいだけど、まあ、いまならわかるけど、そのときは信じられなかったね。だから、かみさんの気持ちもさっぱりわからなかった。わかってあげていれば、そうなる前になんとか他の方法を考えついたかもしれないが……」

妻の拒否宣言以来、谷口さんのほうが畏縮・自粛して、ごくたまに再三お願いをして応じてもらう以外には性関係を持たなくなった。三十代にしてセックスレスに近い状態になった。

「僕はとにかくセックス好きだから、ほんと苦しかったね。他で済ませる気がないから、余計にきつかった」

男らしさの落し穴

ところが、そうは言うものの、心変わりは早かった。三十歳のとき、仕事を続けながら大学の夜間部に通い始めたので、若い女性と知り合うチャンスがぐんと広がったからだ。

さっそく谷口さんは同級生の女性に惚れ込み、熱心に口説き落とした。その女性は若かりし頃の妻にそっくりだった。性的なフラストレーションからも解放され、久方ぶりに疑似青春を謳歌した谷口さんであったが、意外なところに落し穴が待っていた。

「つきあってみてだんだんわかったんだが、容姿だけじゃなくて悩みなんかも、かみさんに似ているんだよ。たとえば、コミュニケーション不全、集団の中で自分を出せない、でもふたりで話しているとおもしろい。それから母親との関係も似ていたね。お母さんが美人で頭が良くて、しっかり家事もやる完璧な人。ところが自分は美しくないし、頭も良くないし、家事もできないって、すごいコンプレックスを持っている。いや、ある種の敵対心というのかな。かみさんなんか、母親の前だと異常に緊張していて、実家から帰ってくるとげっそりして吐いてしまうこともあったからね。そういう病み方まで瓜ふたつなんだよねえ」

こういう認識が彼の中に何を呼び覚ましたかは言うまでもない。哀れな女のために力になりたい、守ってあげたいという男らしさがむくむくと頭をもたげ、それを満たしてくれる対象として彼女にますます夢中になっていった。しかも妻の自立度が増すにつれ、男らしさの捌け口が閉ざされていたので、反動は大きかった。

「誰かに何かをするということに自分の存在意義があるんだよ。それがかみさんといるときは感じられなくなってきたから、代わりを見つけたかったんじゃないかと思うね」

男らしさの自己陶酔をふたたび味わった谷口さんは、もはやこれなしでは生き甲斐を感じられない、自分を支えられないという境地に達したのではないだろうか。不倫はこれにとどまらず、次から次へと「哀れな女」に夢中になり、相手にその気があれば、すぐに深い関係になった。当然、二股も三股もかけていれば、嫉妬を買ったり愛想を尽かされたりするが、もはや迷える中年男性の恋愛依存はだれにも止められなかった。

「どの子も最初は心の病を抱えているなんて思えないんだよ。ところが親しくなるとあんまり多いから、なんでそうなるのかなと信じられなかったねえ。もちろん多かれ少なかれ、みんな心の病を抱えているでしょうけど、僕の相手はひどく病んでいる人ばかりなんだ」

複数の女性へ深入りするにつれ、妻への愛情は冷めていった。妻の変化に対する戸惑いや悲しみや怒りは、次第になくなってきた。つまりは、どうでもよくなった。さらには、妻の存在が煩わしくなってきた。いつでもどこでも好きなだけ恋人たちとつきあう自由が欲しくなった。

「かみさんが離れていったということもあるかもしれないけど、彼女に精神的なシンパシーが感じられなくなっていったんだよねえ。むしろ自分を束縛するものとして感じていた」

ちょうどその頃、妻に浮気がばれた。とにかくまめにラブレターを書くことが得意だった谷口さんは、相手からの返事を引き出しの奥に隠しておいたのだが、掃除のときに妻が見つけてしまったのだ。もはや万事休すだった。

ところが妻は怒って出ていくだけではなく、けじめをつけるための話し合いの場をもうけた。そこで谷口さんに謝罪をさせて改心をうながす腹づもりらしかった。しかし、「ぜんぶ清算して二度とやらないと誓えば、いっしょにやっていくけど、あなたどうするの！」と妻から迫られたとき、谷口さんは「俺にはできん」と答えた。そこで離婚は決定した。

「ここでオーケーを出しても同じようなことをやっていくだろうなと思ったんだ。かみさんとの約束を守る自信はなかったねえ」

谷口さんは自分自身に正直に生きる道を選んだ。

初めてのＥＤ体験

それと同時期に不況のあおりを受けて会社の経営が傾き、商工ローンに手を出して返済に追われたという苦労話は冒頭に書いた。しかし驚いたのは、こんな緊急事態のときでさえ谷口さんは、ちゃっかりと恋人を見つけ、しっかりと交際していたことである。しかもふたり同時に！

ひとりは知人の紹介で知り合った十六歳年下の女性だった。知り合ったときは「何でもない感じ」だったそうだが、例によって親しくなると、いろいろな心の病を打ち明けられた。鬱病や摂食障害（拒食症・過食症）の経験があり、まだ完全に治っていなくて、会社を辞めて治療に専念しているということだった。すると、谷口さんの情念に火がついた。

「最愛の子だったねえ。でも僕は彼女にふさわしくないと思っていたんで、絶対にそういう関係にならないと思っていたんだ。僕のように俗っぽい男があんな上品なお嬢様に相手にされるわけがないとね」

ところが、休日のある晩ふたりで飲みに行った帰りに、だめでもともとのつもりで谷口さんが自宅に誘うと、彼女は素直に付いてきた。

「ほんとに夢かと思ったんだよ。こんなことなら最初からアタックすれば良かったと思ったぐらい。ところがだよ、ダメになっちゃうんですよ。いざそのときになると、ピクリともしない。彼女の性的な反応は素晴らしかったし、僕を興奮させてくれたから、完全に僕のせいがれのほうに問題があると思ったよ」

谷口さんにとって初めてのＥＤ体験だった。驚いて、焦って、もう無理だと悟ったときのシヨックは大きかった。その晩だけではなく、何度も彼女とベッドインしたが、いっこうに改善しなかった。

「いろんな状態があると思うんです。まず最初からダメな状態。彼女の体をぎゅっと抱き締めたり、キスしたり、オッパイを揉んだりすると、当然興奮するんだけど、もうそのときからピクリとも反応しない。それか半立ちにしかならない。それから、いざインサートの直前で、萎えてしまう状態っていうのもある。もうひとつ、挿入している途中でフニャッとなっちゃう。つまり硬さを維持できない。この三つの状態があるんです」

その原因は何だったのだろう。当初谷口さんは、「最愛の子」に対してあまりに緊張しているからではないかと思ったという。つまり、俗に「初夜インポ」とか「成田インポ」と呼ばれるような緊張型EDである。もちろん谷口さんはそれほど初心者ではないが、この時期には「この子と結ばれるなら、人生のすべてを捨ててもいい」などとまるで熱病に浮かされたように思い詰めていたこともあったので、極度の緊張状態が一因であると彼は考えた。「真剣になりすぎているからそうなっちゃうのかな」と思い悩んだ。そして「最愛な子」だからこそ、セックスも完璧にして満足させなければいけないというプレッシャーが緊張に拍車をかけた。

しかし彼女に対してだんだん慣れてきて、セックスの場面でも緊張がとけてきたにもかかわらず、EDは治らなかった。そうすると、借金や離婚調停によるストレスがもっと大きな原因なのではないかと谷口さんは考えついた。

「実際すごくたいへんなストレスだったからねえ。借金や離婚だけじゃなくて、町内会の役員をやっていたんだけど、会計係が金を持ち逃げして埋め合わせをしなくちゃいけなかったり、家を売って借金をいっきに返済する予定だったのに不況でぜんぜん売れなかったりとか、もう何でこんなに来るのかと思うほど災難続きだったからね。それからストレスが引き金になって、年齢的な衰えが吹き出てきたという感じだったかな」

谷口さんは深夜も連日働いていたほどだから、体力的な衰えはそれほどでもなかったはずだが、それがペニスに集中したというのは、ペニスという部分がいちばん繊細で過敏だからであろうか。

「最愛の子」は、谷口さんを責めるのではなく、「私に魅力がないから……」と自分自身を責めているようだった。谷口さんはそれを感じ取るのも辛かった。何とかしたかった。しかし病院に行くのは恥ずかしかったし、適切なアドバイスが書いてある一般書も見つからなかった。

「印象としてはいろんな要素でＥＤになると思うんだけど、ひとつの要素でそうなってしまうと、連鎖反応的に他の要素がからんでくるような可能性は十分にあると思うね。このへんのメカニズムみたいなものを少しでも知っておけば、あんなに混乱しなかったんじゃないかかな」

出張先の天国と地獄

「最愛の子」との関係に幸福を感じているものの、性的に成就しないことに苦しんでいた谷口さんは、出張先の金沢で魔がさしたのか、新たな女性との性愛にのめり込んだ。

取引先の宴会に来ていた女性社員だった。とても話が合うので、翌日、ディナーに誘うと、女性から悩みを打ち明けられて人生相談に乗った。既婚者の彼女は姑との関係で苦しんでいた。すぐにでも離婚をしたいが、小学生の子どもがいるので踏み切れないということだった。ノイローゼのために精神科に通院していて、一時期は入院したということまで告白された。

いつものことだが、「哀れな女」を放っておけなくなった。彼女のほうも「優しい男」に惚れ込んだようだった。

もちろん谷口さんは東京に恋人がいるので、彼女のほうから誘ってきても、「すごく好きな人がいるから」と断わった。しかし彼女が淋しそうにしていると、ますます放っておけなくなり、「恋人がいてもいいんなら、君の役に立ちたい」という気分になった。そして最終的に、甘えてくる彼女を受け止めた。

「自分の人生がからっぽだから、そういう子のために何かをしてあげたいという気になっちゃうんだよ。一種の目的喪失だからさ、自己証明、自己達成感が欲しくて、それが特に女の子に向かっちゃうのね」

しかし当初は、「一晩だけの奉仕」のつもりだったのが、セックスのあとは谷口さんのほうが深入りしてしまった。勃起したのだ。

「久しぶりに『走る』っていう感じだったね。男だったら、わかるでしょ？　血液がドッと流入していってさ、感覚がビンビン来てさ、スピードがぐんぐん加速していく感じだよ。なんで回復したのか不思議だったんだけど、愛情という重しがなかったから割り切れたのかもしれない。それから、一種の現実逃避による解放感だよね。金沢っていう街がそれにピッタリで、借金や離婚のことも忘れられて、女の子に集中できたんだよね」

東京に戻れば、あいかわらずＥＤの症状は続いた。恋人に対する愛情はますます深まっていき、結婚さえ意識するようになったにもかかわらず。

性的な欲求不満は恒常的になり、しばしば金沢の夜が恋しくなった。彼女からは何度もラブコールがかかってきたので、誘われるままに、毎月のように金沢へ通った。ときには待ち合わせ場所からラブホテルに直行し、野獣のように彼女の肉体をむさぼった。

「ある意味で破壊的になれるんだよ。その堕ちていく感じがまた病みつきになっちゃうんだよな。懐が淋しいときは借金をして旅費をつくったんだけど、彼女には『サラ金で借りて、おまえに会いに来たんだぞ』なんて無頼派みたいなことを言えるんだよね。最愛の子には口が裂けても言えないよ。そのくらい世界が違ったんだ」

ところが案の定、長続きはしなかった。深入りするにつれ、金沢の女が嫉妬をあらわにするようになった。谷口さんの携帯電話から東京の恋人の電話番号を調べあげ、無言電話をかけるようになった。谷口さんへの電話でも、酒か睡眠薬の飲みすぎでろれつが回らず、「あんたは女を舐めてんのよ！」「その子と別れないんなら、死んでやる！」などと叫んだ。

自業自得なのだが、谷口さんは心労で倒れそうだった。ある日、金沢の女が「いまから東京に行って、あの子に会うから」と電話をしてきた。「ちょ、ちょっと、待ってくれ。話し合おう。いまからそっちに行くよ」と谷口さんは慌てふためき、飛行機で金沢に駆けつけた。

なんとか説得しようとしたが、彼女の感情は限度を越えているようだった。「殴らせて！そしたら別れてやるわよ！」と彼女が怒鳴るので、海岸に行き、谷口さんは数十発殴られた。顔が腫れ、唇が切れた。「気がすんだか」と谷口さんがつぶやくと、彼女は「やっぱり行かないで！」と泣き崩れた。

そして、すべてが終った。

「後の祭りだね。結局、彼女とは別れたんだけど、最愛の子にもばれてしまったんだよ。もともと勘付いていたみたいだし、どうも金沢の子がファックスか何かで知らせたらしいね。そのへんは、ふたりのことだから、詳しくわからないけど。最愛の子は、『耐えられない』とだけ言って僕から静かに離れていったよ」

二兎を追う者は一兎をも得ず。その教訓だけが残った。

そしてセックスの新境地へ

谷口さんの現在も後日談として書いておこう。

会社経営は一時期の危機的状況から立ち直った。夜勤のアルバイトをする必要もなくなった。

離婚をめぐる争いもおさまった。経済的にも精神的にも安定してきた。

女性関係はあいかわらず盛んだ。ぜんぜん教訓を活かしていない。「もう疲れた」とか「過ちは繰り返さない」などと思いながらもやめられないらしい。

実はインタビューの席にも若い女性を連れてきていた。六本木だったので、デートの最中だったのかもしれない。だからこれまで書いた話の大半は、女性の前で谷口さんが語ったことなのである。谷口さんは「この子は友達だよ」と紹介してくれたが、それはちょっと信じられなかった。

肝心のＥＤについてであるが、これもすっかり治ったそうだ。もともと「最愛の子」に対する緊張感や、借金・離婚によるストレスが原因だったのだから、どれもなくなってしまえば治るのは自然なことである。心因性と言っても、谷口さんの場合は、それほど根深いものではなかったのだろう。逆に考えれば、この不況の時代、離婚急増の時代に、誰でもこの程度のＥＤには直面する可能性が高いということだ。

谷口さんはその試練から解放されてから、ある境地に達したという。若い頃よりも、性的な探究心がぐんと強まった。

「最近、セックスは奥深いなと思うんだ。歳取らないとわからないと思うな。たとえば挿入にしてみても、新しい喜びを発見できるようになったのね。挿入によって女性の膣って変わっていくじゃない。一回や二回のセックスじゃ変わらないけど、どんどん膣の形そのものが変わってく。合ってくるわけ。それから内部の感覚も変わってくる。感じる場所も変わってく。特に若い子の変わり方は感動的だよ。そういうのを知るとさ、挿入のありがた味、挿入を大事ににゃあかんというのがわかるから。つまり性感帯、膣の形や内部の感覚も含めてね、男性とどういうセックスをしたかで痕跡を残すんだ。女性の肉体は性の歴史だよ。それが女性の体には刻印されているんだよね」

笑ってはいけない。この発言に呆れる女性は多いかもしれないが、「男の浅はかな幻想・願望」として聞き流してくれれば幸いである。私自身は「へぇー、そんなもんですかねえ。やっぱりキャリアというのは馬鹿にならないんですねえ」と感心してしまった。私も女に呆れられる男のひとりであるから。

しかしこういう男性であっても、加齢による勃起力減退は避けられない。近年はそれに直面しているというが、さすがは性の狩人、谷口さん、それ自体を苦にするのではなく、それなりの対処法を見いだしてもいる。

「まあ、慣れてきたからね。フニャになっちゃったときはなっちゃったで、『ちょっと休もう』とかさ、そういうことを言えるようになったんだよ。相手に対して刺激を何らかの工夫で与え続けるようにしていればさ、中断、中断で、休んでもかまわないっていうふうに受け入れるようになってから、ずいぶん楽になったね」

「相手に伝えられるようになったのは大きいですね。男はそれができないから苦しいんですよね」と私。

「うん、歳取るとこうなるんだなって思うようになって、それを伝えられるようになったっていうのは、ひとつの克服の道だよね」

「いろいろな女性がいたと思いますけど、伝えたときの反応はどうでしたか？」

「フニャになっちゃった場合は、ふられることは多いよ。でも、それはその程度の女と思えばいいんだよ。要はこちらの内面の問題。自分で屈辱的だと思えば、そうなってしまうしね。でも、男の性について無知な女の子は多いから、こういうこともあると教えてあげられるのも年の功だと思っているんだよ。逆に勃起力だけではない快感に目覚めてくれて、すごく感謝されるときもあるしね」

勝手にしてくれよという気分だったが、参考になる話であるのは間違いない。谷口さんのケースを考えると、男であるなら、いつどこでＥＤになるのかわからないのだから。私だってもう下り坂なのだ。こういう経験者の英知には耳を傾けなければ。

谷口さんの隣に座っている「女友達」は、もともと無口なのか、恥ずかしいからなのか、じっと黙っているばかりだった。小柄で眼鏡をかけ、どこかしら陰のある女性だった。私は彼女の意見を無性に聞いてみたくなった。思い切って感想を尋ねると、彼女は微笑んで、「非常に参考になります」とだけ答えた。谷口さんは目を細めて、「わっはは」と高らかに笑った。

解説2◎キーワード［ストレス］

「成田インポ」の可能性は大きい

会社経営者の谷口さんは借金返済に追われ、そのうえ離婚にも直面したとき、心因性のＥＤになった。専門医の誰もが指摘したのは、過大なストレスによって身体に異常があらわれる「心身症」である。起こる病気としてよく知られているのは胃潰瘍や円形脱毛症であるが、性欲減退や勃起障害になる人も少なくない。また、「鬱状態の一症状」という指摘も多かった。谷口さんは自分に鞭打って夜勤や離婚調停までこなしていたので、傍目には鬱状態に見えなかっただろうが、ペニスという繊細で敏感な部分に症状が集中してしまったのかもしれない。「オウム事件の強制捜査のときに、有毒ガスのセンサーとしてカナリアが使われたでしょ。あれみたいにペニスも鬱気分のセンサーとして、最初にやられてしまうんですよ」と冗談まじりに語る専門医もいた。

最近急増している鬱病のタイプとしては、「仮面鬱病」という症状がある。この病気は精神的症状より身体的症状が顕著にあらわれてくる。食欲不振、不眠、頭痛、腰痛、動悸、下痢、肩凝り、そしてもちろん勃起障害も多い。精密検査を受けても器質的な疾患はぜんぜん見つからない。軽度の鬱病が身体に異常をもたらしているのである。つまり身体症状が「仮面」となって鬱病を隠しているから「仮面鬱病」と呼ぶ。鬱病を治さないと身体症状も治らないが、鬱病に気づかずに身体症状への対処ばかりして、重度の鬱病にまで悪化させてしまう人もいる。

しかしそれにしても、まったく性的ではない出来事でもＥＤの引き金になってしまうのだから、男性にとっては脅威だ。退職、転職、倒産、リストラ、上司との対人関係、家族の病気・死亡、妻の浮気、子供の非行、交通事故、癌の宣告などなど、ありとあらゆるストレスフルな出来事がＥＤの誘因となり得る。ちなみに俗に「成田インポ」と呼ばれる新婚旅行でのＥＤであるが、これもストレス性のものが多い。結婚式、披露宴、新居への引っ越し、会社を休む間の整理などで過密スケジュールをこなした後に旅行に出掛けるのであるから、過労でセックスどころではないという男性もいるのだ。もちろん見合い結婚で、それが初夜になれば緊張も加わるので、なおさら「成田インポ」に見舞われる可能性は高くなる。

相棒を失ったショックでＥＤ悪化

このように男性がいかに繊細であるかを痛感させられる実話を紹介しよう。

取材当初に見つけた資料の中に、漫才師の宮城けんじさんのＥＤ体験記があった。加齢による勃起力減退に悩んでいた宮城さんは、七十四歳のときに相方の東けんじさんを亡くし、そのショックのためにペニスの症状までも悪化させてしまったという。恥ずかしながら知識不足だったので、私は初めて読んだとき、「相棒の死亡とEDに因果関係なんてあるの!?」と疑問を抱いたものだ。しかしいま読み返してみると、宮城さんの率直な告白の中に、とても自然な結びつきが垣間見える。

「しかし、それ（相方の無念）以上に、残された私のショックも一言では言い尽くせないほど大きかった。狂わんばかり、とはあのことをいうのでしょうか。彼が亡くなってからしばらくは食事も喉を通らないどころか、まさに茫然自失の体で、いまから振り返っても、いったい何をやっていたか定かに憶えていないほど。極度の落ち込みというか、鬱状態に陥ってしまった」「実は、私はここ十年近く、インポテンツが悩みの種でした。『七十四歳のおまえの歳なら、しょうがないじゃないか』と言われそうですが、私の場合は、女房と二十歳以上離れているし、そう簡単に割り切るわけにはいかない。恥ずかしながら、役に立たないなら役に立たないなりの形で、することはしてきたんです。ところが、相棒を失ったショックで、インポテンツの方もさらに悪化したと申しましょうか、そんなことをする意欲すらなくなってしまった」（「Wけんじ」74歳の回春記・『新潮45』一九九九年九月号）

宮城さんはその後の治療で回復するのだが、ここでは男というのはかくも繊細な生き物であるということを改めて踏まえておきたい。

自律神経と脳の働きのアンバランス

ではそもそも、このタイプのＥＤが発生するときの身体のメカニズムはどうなっているのだろうか。

三聖病院院長の斉藤宗吾氏はこう説明する。

「自律神経には交感神経と副交感神経の二種類があり、どちらもバランスよく働いているときに、人間の機能はいちばん正常に作動します。脳に性的刺激を受けると、副交感神経が作動してペニスに勃起を促します。快楽が一定の高さに達すると、今度は交感神経が作動して射精を促すのです。しかし悩みを抱え込んで、怒りや不安や焦りなどのマイナス感情が激しくなると交感神経に緊張反応が起きてくるので、自律神経のバランスが崩れてしまいます。海綿体の血管が収縮して血液が流れにくくなるので勃起力も低下します。交感神経の緊張状態が長く続けば続くほど、勃起不全になる可能性は高いですね」

また、駒込神経クリニック院長の斉藤陽一氏はこう説明してくれた。

「人間の脳には、理性をつかさどる部分と五感を働かす動物的な部分とがあります。これらの両者の働きのバランスによって、性的な能力が左右されます。性的な興奮をもたらすのは動物的な部分の働きなのですが、セックスの最中でも悩み事を忘れられなかったりすると、理性をつかさどる部分の働きが動物的な部分より勝ってしまうので、性的興奮が抑制されて勃起しなくなることがあります」

こういう医学的説明は患者に対して安心感を与えてくれる。特にEDの患者というのは「男としてダメになった」などと必要以上に深刻になりがちであるし、逆に「根性で治すぞ！」などと感情に先走っている人も多いであろうから、こういう科学的な見方を少しでも身につけておくのは大切なことではないだろうか。

「万が一、偶発的な出来事でEDの症状に見舞われたとしても、冷静になって分析してみることが回復への近道なのです」と斉藤宗吾氏は語っている。相手の女性のほうにもこれは言えるだろう。「男らしくない」などと余計な意味付けをせずに、「交感神経の調子が悪いだけよね」とか「動物脳味噌が元気ないのかな」ぐらいに気楽に考えていてくれれば、男にとって癒しになるのは間違いない。

「第三の場」を持とう

このタイプのEDは、軽度であればストレスを解消していくことだけで、めきめき回復していく。谷口さんが借金返済や離婚調停を終えたらペニスも元気になったように、引き金になった問題を解決するのが最善策ではあるが、困難な場合は生活習慣を変えるなどして少しでもストレス解消に努めることである。

斉藤陽一氏は、「少量のアルコールは理性のたがをゆるめ、興奮を適度に高めます。しかし、飲みすぎれば逆効果なのはいうまでもありません。セックスのときに場所や雰囲気を変え、ときにはホテルなどを利用するのも効果的です」とアドバイスする。

また、斉藤宗吾氏は、「職場でも家庭でもない『第三の場』を持つといいですよ」という。アルコールを飲みカラオケを楽しむところでもいいし、趣味の集いでもいい。肝心なのは、家庭（第一の場）にも職場（第二の場）にも無関係であることだ。

「ＥＤに悩む中高年男性は、いつも早く決まった時間に帰宅し、休日も自宅にこもっているタイプに多いんです。まさに第一の場と第二の場しか持たない『伝書鳩人間』ですね。どちらにもストレスが充満している状態では、集中力の欠如や自律神経の疲労をもたらし、性機能の低下につながっていきます。そういうストレスの連動を断ち切って自律神経を休ませてやる『第三の場』という安息の場が必要なのですよ」

私はこの話を聞きながらニヤリとしてしまった。谷口さんの金沢でのエピソードを思い出したからである。無意識のうちにも彼はそこに「第三の場」を見いだしたのであろう。東京でのストレスから解放され、そのときだけはＥＤが治癒したのだから、あまりにも劇的な効果ではないか。しかしお相手が「第二の女」であったことが火種となり、結局は「第三の場」も修羅場と化したのは周知の通り……。

ケース3　快楽は修羅場の果てに……船本夫妻の場合

「バイアグラ・セックス」って？

ＥＤの男性パートナーを持つ女性に話を聞きたいと思い、探し回っていたところ、知人から紹介されたのが船本恵利さん（仮名・四十一歳）だった。彼女の夫はバイアグラの常用者である。二年ほど前からＥＤに悩み、「ＥＤ治療に革命をもたらした特効薬」を定期的に服用している。

恵利さんはもちろんその恩恵に預かり、夫とのセックス・ライフを存分に楽しんでいる。あまりに赤裸々に、そしてにこやかに彼女がその様子を語るので、正直いって私は面喰らった。

「初めてバイアグラを使ったときはどうでしたか？」

「なんか、これはすごいっていう感じ。びっくりしました」

「そんなにすごかったんですか……」

「彼も燃えちゃって『十代に戻った！』なんて喜んでましたよ。なんていうのかな、もう感じ方が強烈なんです。酒池肉林って感じ」

「へえー、そんなに。どのへんが特に？」

「硬さが違うし、持続時間が長いです。彼、なかなかいかないって言っていたから」

「あっ、そう。回数も多い？」

「だって、あの、射精しますよね、その後小さくなんないですよ。だから、またそれで持続すれば……」

「そうですねえ」

「ずっと勃起してるんですよ。だから体力があるかぎりできちゃう」

「そうですねえ」

「体力戦、肉弾戦ですよ、もう、すごいですよ。いき続けているの、彼が萎えないかぎりは」

「普段の何倍くらい？」

「三倍、五倍くらい。もっとかもしれない。いや、もっともっと」

「へええ」

「でね、今日は取材を受けるから、昨日実はフフフフ」

「な、なんですか？」

「ホテル。ホテル行って、肉弾戦してきたんです。ハハハハ」

「……」

私は周囲の目が気になって仕方がなかった。場所は横浜にある自然食レストラン。昼下がりの落ち着いたムードの中で、お洒落で上品な女性たちがハーブティーやオーガニックコーヒーを飲みながら、談笑したり読書に耽っている。この静かな店内で私たちの話は迷惑がられているに違いないと思ったものの、取材者として「貴重な証言」を制することは、できっこない。

私が戸惑っている間にも恵利さんはますます快調に飛ばした。

「ホテルじゃないと、叫べないでしょ。すごい雄叫びをあげてしまいます、フフフフ。家じゃできないですよ。子供が隣に寝ているから気になっちゃって。やっぱ、ホテルじゃないとね」

「はあ」

「ほんと、腰が抜けちゃって立てなくなるんですよ、あたしも彼も。ハハハハ。だってずっと雄叫びあげてたんですもの」

「はい、はい」

「終った後は、百メートル全力疾走したり、プールで三百メートルだか五百メートルだか泳いだ後の疲労感というか、けだるい感じですね」

「あっ、そう」

「なんかね、そのけだるさに浸っていると、体中がね、ふわっとしているんですよ。頭の中がからっぽになって、すごく心地いいんです」

「なんか麻薬みたい……」

「あたしは麻薬は経験ないけど、でも、たぶんそれくらいすごいですよ。あれはねえ、ほんと、なんか幸せな感じをもたらすというか」

なんだか私は、体が火照ってきた。中年夫婦でこれほどのセックスを体験している方々はそうそういないだろう。私もまずない。うらやましい反面、自分がこういうパートナーをもったら大変だろうな、怖いだろうなという気持ちもよぎった。

しかし冷静に彼女の話を受け止めてみれば、たしかに過剰なほど「バイアグラ・セックス」の快楽を語っているが、その興奮の裏には何か心理的反動があるのかなと思わないではいられなかった。日常的には悩みを抱えて鬱状態に陥っていると、非日常の場では異常に盛り上がって躁状態になる。もしかしたら彼女にそういう傾向があるのかもしれない、もしそうなら、そこまで踏み込んだ「裏話」を聞いてみたいと思った。

「最近特に集中的なの。いままでしなかったぶん、なんかね」と船本さんは笑った。

「それはまた、どうしてですか？」

「やっぱり彼が変わったからでしょう。ここ一年くらい」

「どんなふうに？」

「優しくなった。一言でいえばそれですね」

「以前は？」

「優しいなんてぜんぜん。彼のセックス、苦痛でしかなかったから……」

ふと、彼女の表情に陰がさした。ここからが本番だと私は思った。

セックスなんて苦痛なだけ！

恵利さんはある程度話し終えると、落ち着きを取り戻した。そして過去についての私の質問に素直に答えてくれた。私は「苦痛」の意味を突き付けられた。

福祉関係の仕事をしていた彼女は、二十七歳のとき結婚し、出産退職して、専業主婦になった。夫は大手企業のエリート会社員だった。当初は夫を陰で支えることに生き甲斐を見いだしていた。平穏無事に「女の幸せ」を全うするのが本望だった。

しかし翻って、夫の恵利さんへの愛情は希薄だった。恋人時代の優しさは結婚を境に感じられなくなった。

恵利さんが最初に「この人、なんて冷たいの！」と思ったのは結婚直後のことだった。新婚旅行先のオーストラリアから帰国し、挨拶のために仲人宅を訪問した。最寄駅から歩いていくとき、挙式と旅行の疲れで体調を崩していた恵利さんは吐き気を催し、道端にしゃがみ込んだ。「もう歩けないから、タクシーを呼んでほしい」と夫に頼んだ。すると夫は恵利さんの腕をひっぱって、「だめだ、タクシーを待っている間に約束の時間になってしまうだろ。俺は遅刻は大嫌いなんだ。あと十五分くらい我慢して歩け！」とまくしたてた。結局、恵利さんがふたたびしゃがみ込んでしまったので、夫が折れてタクシーを呼んだ。仲人は遅刻を気にするどころか、むしろ恵利さんの容態を気づかっているほどだったが、夫のほうは後々まで遅刻したことに憮然としていた。

「仲人さんが仕事のお得意さんだったのも関係していたと思うの。事情を話して遅刻すると電話一本入れれば済むことなのに、彼の営業魂が許さなかったんでしょうね。私よりもそっちのほうが大事だったんでしょう。最初から夫婦や家庭に仕事を持ち込んできたわけよ」

同居をしてからは、ますます夫の思いやりのなさが顕著になってきた。

まず夫は家事に対して口うるさかった。料理の味はもちろんのこと、食器の洗い方にまで難癖をつけてきた。恵利さんはたしかに家事は苦手だったが、自分なりに一所懸命こなしているつもりだった。しかし何事にも完璧主義を貫く夫には「怠けている」としか思えないらしく、恵利さんを叱りつけた。「気に入らない」とか「汚い」という理由で妻がよそった御飯を炊飯器に戻して自分でよそい直したり、妻が洗った食器を自分で洗い直したりといった嫌がらせは幾度もあった。

「家のことでもすべて自分の管理下にあって、すべて支配していないと気が済まない人なの。細かいことを例にあげると、爪切りの置き場所まで思い通りにしたくて、もしそこになかったら『なんで置いてないんだ！』とあたしを責めるのよ。もういらいらしているのがビンビン伝わってくるわけ。言い返すと倍になって返ってくるから、怖くて黙っているしかなかったの。彼の前ではいつも緊張してビクビクしていたわ」

そして夫とのセックスも、恵利さんにとっては大きな失望だった。

性欲旺盛な夫は毎晩のように求めてきた。しかしその行為には優しさのかけらもなかった。

「彼のセックスはひとりよがり。やりたいときにやって、嫌がっているのに勝手なことばかりして。それで相手しないと怒って、いらいらして、ぶつぶつ言って……」

もともと恵利さんは、セックスが好きではなかった。セックスでのいい思い出がなかったからだ。

特に辛かったのは、大学生のとき、信頼していた先輩からレイプされたことだった。誰もいない部室に呼び出され、クラブ活動について話し合っているとき、突然襲われた。何の抵抗もできず、ただ人形のようになっていた。二十年以上経ったいまでも、その記憶が蘇ると苦しくなった。

恋人から突然「おまえは淫乱だ」と言われたこともあった。恵利さんのほうから求めただけで、そう傷つけられ、しばらく不感症になった。セックスの最中に「淫乱」という言葉が脳裏によぎると、一瞬にして冷めてしまった。

「こんなことしちゃいけないのかなとか、喜んじゃいけないのかなとかね、そう思ってしまうの。だから、すごく悲しいことだったの、セックスって……」

夫とのセックスは、それらの苦しみの延長線上にあるようなものだった。しかし苦しみについては決して夫に打ち明けなかった。記憶を封印することに必死だったし、夫から過去の性体験についてねちねちと問い質されて傷を深くするのが怖かった。

長男が喘息を患い、その看病の疲れや心配のあまり、性欲がぜんぜん湧かない時期があった。

しかし夫に自制心を期待するのは無駄だった。「嫌だ！」と断われば怒られるのでおとなしく従っていた。夫の持続時間が長いときは、「もう、早くいってよ！」と心の中で叫んだ。なるべく速めに射精させるために、彼女のほうから体を激しく動かしたり膣を強く閉めたりした。

「あの頃は、彼のオチンチンなんて見たくもないっていう感じ。『そんなの見せないで！』っていう嫌悪感が先走っていたわ」

ついに離婚を切り出す

恵利さんはしだいに夫婦生活に限界を感じるようになった。

夫が帰宅してドアを開ける音が聞こえるとビクッとした。「今晩はどんなことで怒られるんだろう」と不安に駆られた。それまでふたりの子供と楽しく過ごしていたのに、夫が帰ってくるなり、雰囲気がみるみる暗くなった。子どもたちは父親を避けて自室に引きこもった。

恵利さんもろくに口をきかなかった。すると夫はますます不機嫌になり、重箱の隅をつつくように叱責した。嵐がおさまると、夫は食卓に仕事の書類を広げ、いかつい表情で目を通していた。そして深夜になると寝室に来て、うとうとしている恵利さんを叩き起こし、強引なセックスに及ぶのだった。

そんな日々の中で少しでも気晴らしをしようと恵利さんは、市民講座を受講するようになった。週末が多かったので、案の定、夫から「子どもはどうするんだ！　俺はどうなるんだ！」

「講座の金は誰が稼いだんだ！」と責め立てられた。しかし夫に隠しながら平日昼間の講座だけでも続けた。そしてそこで初めて「ドメスティック・バイオレンス（ＤＶ）」について学んだ。夫から妻への暴力というのは、殴る蹴るの身体的暴力だけではなく、言葉による精神的暴力も含まれると知った。夫婦の間でも強引なセックスはレイプであると認識したのも初めてだった。

「あたし、目からうろこが落ちたわ。それまで自分がされてきたことがＤＶやレイプだとは自覚していなかったの。それで『そうか、そういう問題だったんなら、絶対に許せない！』っていう感情がどんどん湧いてきたの」

離婚という選択肢が現実味を帯びてきたのはその頃からだった。もちろん結婚当初からそれは意識していたが、離婚について考えるのは一カ月に一回くらいだった。それが半月に一回、一週間に一回、三日に一回、一日に一回と頻繁になっていき、ついには一日中考えるまでになった。女性センター主催の離婚に関する法律相談会に出席して、慰謝料や養育費の請求額を見積もることもあった。

しかし離婚に踏み切る前に、恵利さんの精神状態に異変が起こった。ずっと楽しみにしていた市民講座の参加申込みを夫に強引に取り消され、物凄い剣幕で怒られたとき、急に息ができなくなって意識を失って卒倒した。救急車で病院に運ばれた。神経症の不安発作による過呼吸と診断された。

これ以来、動悸、目まい、吐き気、下痢などの発作にたびたび見舞われた。不安神経症が発病し、持病になってしまったのだ。

「あの男のせいで」と心の底から夫を憎んだ。「情けない」と自分自身も責めた。「なんとか離婚しなくちゃ」と焦りがつのった。

ある晩、ひどい不安発作が起こった。離婚の話を切り出そうとした矢先の出来事だった。翌朝、夫に連れられて通院し、発作止めの薬を飲むと、いくらか気分が回復してきた。ふたたび離婚の話を切り出す気力が湧いてきた。もはやタイミングなど待っていられなかった。病院の帰りに車の中で、「離婚してほしい」とはっきり告げた。自分自身でも驚くほど冷静に言えた。

夫は運転を続けながら黙っていた。そしてしばらくして、「君がそう思っているんだったら、そうしてもいいよ」と小声で答えた。口調は淡々としていたが、顔面は蒼白だった。ハンドルを握っている手がぶるぶる震えていた。

男のプライドの末路

夫の船本俊次さん（仮名・四十一歳）にも会うことができた。指定された新橋の喫茶店に仕事帰りのスーツ姿の彼があらわれた。話のイメージとは違って、物腰は柔らかく丁寧で、表情も穏やかだった。話し方もさわやかだった。恵利さんが「彼、外面はいいのよ」と言っていたのを思い出した。本当のところはどうなのだろう。

私が恵利さんのインタビュー内容を確認すると、彼は神妙な表情を浮かべた。「まったくその通りです」。あまりに素直な答えだった。「僕は彼女にずいぶん酷いことをしてきた。それは動かしがたい事実ですから……」。私の目をまっすぐ見て、口を真一文字に結んだ。「DVですね、僕がやったことは。それは女房に指摘されました。もちろん殴る蹴るという暴力はしていませんけども、精神的な暴力で彼女を追い詰めたのは事実です。それから……、性的な暴力もね……。こういう自覚は、以前の僕にはぜんぜんなかったんです」

いささか出来すぎという印象は拭えなかったが、この言葉が嘘とは思えなかった。

俊次さんは同期の中では常にトップを走っていた。毎月発表される営業成績のランキングが生き甲斐といっても過言ではなかった。そこでベストテンに入るのに必死だったので、妻との関係など顧みる余裕などなかった。会社では好感度抜群の男を演じ、その反面、家庭では暴君だったが、そういう二面性が当り前だと思っていた。妻にとってどれほど酷い仕打ちであっても、彼なりに言い分があった。些細なことも彼の中ではすべて筋が通っていた。したがって自分が悪いとか妻に申しわけないと思ったことは一度もなかった。

「僕にはがんばっているというプライドがあったんです、家族のためにね。自分の中では一所懸命に仕事をして、稼いで、家を買って、子どもをいい学校へ通わせて——家族のためにこれだけのことをやっているという男としての自信があったんです。それなのに、夜遅くに帰ってきても、女房は冷たい。ついついカッとなってしまうんです。僕のほうこそ被害者だと思っていました」

生まれ育った家庭環境の影響もあるようだ。俊次さんは勉強もさることながら、生活習慣についても厳しく躾けられた。それこそ爪切りの置き場所からきちんと決めて、使ったらかならず元の場所に返さないと叱られた。他人に対する礼儀は最大限に気づかうことを教え込まれた。約束時間の厳守は当然だが、たとえば五千円の品物をもらったら一万円の品物をお返しすることまで徹底していた。

「女房にも躾けてやろうという気持ちがあったんですね。そのほうが彼女のためになると思って。彼女にしてみれば『潔癖性』と思えたのでしょうけど、自分が正しいと思っていましたから多少は強引でもいいと……。正しいことが相手の抑圧になったり、傷つけることもあり得るという想像力が当時の僕には欠けていたんです」

性の場面においては特に自己中心的だった。自分が一家の大黒柱であるというプライドが、養っている妻を強引に求めてもいいという意識につながった。

「働いて稼いできているんだから、やりたいときにやらせろよという感じでした。相手の気持ちはまったく考えていなかったですね」

俊次さんはセックスにおいても自信家であった。強いことがいいと信じて疑わなかった。過去の恋人たちからソープ嬢たちまで、性交渉をもった女性全員を自分のパワーとテクニックで満足させてきたという自負があった。欲望のままに攻めて攻めて女性を征服するのが彼にとっての快楽であり、それによって女性も快楽を覚えると妄信していた。

「自分の中に『感じさせてやろう』というメラメラした欲望があったんですね。女房が感じている姿を見ながら、『どうだ、凄いだろ』なんて思っていたわけです。逆に感じ方が鈍いと許せなくなってしまったんですよ」

妻の心が離れていくことには無頓着だった。男として完璧である自分にいつまでも妻が惚れているのが当り前だと思い込んでいた。

しかし妻が目の前で倒れたときは、さすがに猛省した。そのとき彼は昇進に関係する社内試験の準備に追われていた。平日は忙しいので、週末にまとめて勉強する予定だった。ところが前日になって妻の講座の日程を知らされたので、「寝耳に水だ！」と激怒した。妻が止めるのを無視して、自ら講座の受付に電話してキャンセルした。そして妻に初めて発作が起こったのだった。

「たしかにあの頃は自分の都合ばかり考えていましたね。僕にはどうでもいい下らないものとしか思えなかったんですが、女房にとってはずっと楽しみにしていた大事な講座だったんでしょう。いつもコミュニケーションを取っていたら、あんなすれ違いは生まれなかったと思うんです。頭ごなしに怒るのではなくて、もっと冷静に話し合えたでしょうね。でも、もう後の祭りですよ。女房はあれ以来、ずっと発作に苦しむことになってしまったんですから……」

このままではいけない、何かを変えなければいけないと気づき始めたが、どうすればいいのか見当がつかなかった。妻に対する怒りの感情をなるべく抑えたが、どうしても衝動的に怒鳴りつけてしまった。すると、急激に妻の具合は悪くなった。優しく話しているつもりでも、なにげない言葉や仕草で妻はビクッとした。焦りがつのるばかりで何も改善しないまま、ついに離婚を切り出された。

車の中での離婚宣言は「とうとう来たな」という感想だった。ずっと予感はあったので、ある程度の心構えはできていた。しかしやはり、実際に告げられると、動揺は激しかった。かろうじて平静を装って、「君がそう思っているんだったら、そうしてもいいよ」と声を絞り出した。男のプライドからなる目一杯の虚勢だった。

「恥ずかしい話なんですけど、まず最初に考えたのは体裁のことでした。離婚をしたら、親や親戚や上司にどう説明すればいいんだ、みっともないとか……。あと、子どものことが心配でした。離婚したら可哀想だなと。まあ、いろいろと細かいことまで頭の中をぐるぐる回っていましたね」

離婚宣言がボディーブローのように徐々に効いてきて、俊次さんは日に日に落ち込みが激しくなってきた。会社の人たちが心配するほど、生気がなくなってしまった。彼にとっては初めて味わう挫折だった。

不倫で芽生えた性への意欲

恵利さんは離婚の話の後、まったく具体的行動を起こせなかった。体調が悪くて離婚の手続きをこなしていくエネルギーが湧かなかった。さらには、子供の気持ちや世間体、経済的自立の困難などを考えると、やはりどうしても怯んでしまうのだった。

心の空洞を抱えながら途方に暮れているとき、ある男性に出会った。同じ精神科のグループカウンセリングに参加していた独身の大学講師だった。

「彼、『僕も不安神経症だ』って言ったのね。それが最初のきっかけだったの。あたしも不安神経症だったから、『あっ、仲間がいた!』ってうれしくて」

カウンセリングの後に彼と喫茶店で話し込むのが、恵利さんの唯一の楽しみになった。彼女は不安神経症になった理由として夫の問題をすべて打ち明けた。彼はひどく繊細で弱々しいタイプだったが、ぎこちなくても必死に恵利さんを慰め励まそうとしていた。それは彼女にとって新鮮な感動だった。「母性がくすぐられる思い」を抱いて、彼のためにできるかぎりのことをしたいと思った。

彼は奥手だったので、恵利さんのほうから食事や映画に誘った。何度目かのデートの後、彼のアパートに赴いた。

「当時は本気で好きだと思ってたの。夫に対しては離婚したいっていう気持ちが強くて、ぜんぜん好きじゃなかったから、罪悪感なんてなかったです。『そういう気持ちがあったうえでのセックスだったら、いいかなあ』と思ったの」

朝、子どもを学校に送り出すと、彼にモーニングコールをするのが習慣になった。昼間に折をみて彼の部屋に入り浸り、濃厚なセックスを繰り返し、夕暮れに帰宅した。性体験がほとんどなかった彼を恵利さんがリードした。いつもは夫に命令されて嫌々しているフェラチオさえ、彼には積極的にしてあげた。彼を感じさせて喜ばせてあげるためなら、どのような行為でもやれる気がした。彼は性的には強いほうではなかったが、夫の絶倫と比べれば、そのほうが安心できた。

しかしやはり、学生時代の性暴力のトラウマからは解放されなかった。ふっと記憶に蘇り、興奮がいっきに冷めた。どうしてもセックス自体への嫌悪感は拭えなかった。彼とのセックスに満足はしていたが、それは彼に悦びを与える満足であって、自分の快感のためではなかった。「あの頃はね、彼、優しかったんだあ。それから暇でしょ。あたしの話をゆっくりと聞いてくれたの。それだけであたし、幸せだった。彼が不安発作を起こして寝込んでしまったときがあったんだけど、看病をしながら、あたし、この人を救ってあげようなんて考えちゃったのね」

日記の習慣をもつ恵利さんは、毎晩のように恋人への思いを綴った。「あなたの苦しみを私が癒してあげる」と何度も繰り返し書いた。いつでも込み上げてくる涙がノートに落ちて、ボールペンの細い文字がにじんだ。

妻の日記帳

離婚宣言以来、妻は口もきいてくれなかったが、ある日突然、一冊の本を無言で俊次さんに手渡した。それはドメスティック・バイオレンスについての専門書だった。

彼はそれを貪るように読んだ。その中で解説されている暴力の数々は、殴る蹴るなどの身体的暴力以外は、すべて心当たりがあった。特に精神的暴力と性的暴力の部分は、自分のことを書かれているようだった。被害者の心理も詳しく書かれていたので、針のむしろに座らされている気分になった。

「いやー、ガツンと打ちのめされました。自分のしたことが何なのか、女房の気持ちはどうだったのか、少しは理解できるようになりました。でも、それは頭の中だけのことです。行動でどう示せるかというのは別問題でしょ。そこからがまた難しかったんです。どうもマッチョな体質がしみ込んでしまっているものですから……」

できるかぎり優しく振る舞ってみても、妻の反応は冷淡だった。話しかけても返事さえしてくれない。もちろん、セックスは拒否され続けた。以前の俊次さんだったら強引に求めるのが常だったが、「嫌だ」と言われるとおとなしく引き下がり、妻の眠ったあとで自慰行為をした。そのうちに寝床も別の部屋に移された。さらに、絶倫だった性的エネルギーが激減した。かろうじて勃起はするものの、途中で萎えてしまうのである。妻には相手をしてもらえなかったので、風俗嬢を相手に失敗の連続であった。

離婚宣言による心理的ダメージは、仕事にまで影響を及ぼした。失敗続きで上司に叱責され、出世コースに黄信号が点滅し始めた。

「何もかも自信を失いました。自分はこんなにも情けない男なのかと死にたくなりましたよ」

そんなとき、とどめを刺されるかのように、俊次さんは妻の不倫を知ってしまった。夜中に目を覚ましてキッチンで水を飲んでいたとき、たまたまテーブルに置いてあった妻の日記帳を読んだのである。何気なくパラパラとめくっていると、気になる言葉が目に飛び込んだ。「あなたの苦しみを私が癒してあげる」。三ページにわたって走り書きしてあった。

俊次さんは目を皿のようにして細い文字をたどった。「まさか、そんなことが……」。何度も読み直してみたが、現実は現実だった。恋人への熱い思いがどのページからも溢れていた。

「あのときは、頭が真っ白になって、何も考えられなかったですねえ」

俊次さんは、気づいたら頭の中をぐるぐる回っているその文章をワープロ打ちしていた。なんの意図もなく無意識に。

あなたの苦しみを私が癒してあげる。あなたの苦しみを私が癒してあげる。あなたの苦しみを私が癒してあげる……

早朝に妻が起きてくると、俊次さんは顔を引きつらせて、「日記がテーブルに置いてあったから、見ちゃった」と告げた。妻は青ざめて黙り込んだ。俊次さんはワープロ打ちをした文章を覚えていたので、それらを空で暗唱し、「『あなたの苦しみを私が癒してあげる』って書いてあった。どういう意味？」と問い詰めた。男の実名も出した。妻は「ごめんなさい」と泣き崩れ、俊次さんの前で土下座をした。

このときの気持ちを妻の恵利さんはこう語った。

「土下座をして謝罪したのは、彼が怖かったからなの。何をされるかビクビクしていたから、『先に謝っちゃえ』って思ったのね。本心では、寄りを戻そうという気はなかったです。どちらかというと恋人のほうを選びたいという気持ちのほうがその後も強かったくらいだから」

したがって恵利さんは不倫を続行した。俊次さんは、恵利さんいわく「虎が猫になった」ほど意気消沈して、家の中ではしょんぼりしていた。

彼はその心境をこう語る。

「妻を恨むとか責めるとかより、自分が腑甲斐なかったんですよ。離婚を突き付けられて、自分が変わらなきゃと思ってがんばってきたけど、それが実らなかったという落胆のほうが大きかったんです。最初は『こんなにがんばっているのに、何でなんだ！』と怒りましたけど、『まだ俺のがんばりが足りないんだ』と自分自身を反省するようになりました」

恵利さんが恋人に会っているのを知りつつ、我慢して見過ごしていた。やめていた喫煙を再開し、いらいらして煙草を手放せず、いつでも吸殻が山盛りになった。

「自分がいままでやってきたことで傷ついたから、女房は若い男に癒しを求めているんだなと思ったんです。知らないところで会われているのは嫌だったんで、『会いに行くなら、会いに行くと言ってくれ』と言ったんですよ。そしたら女房は『じゃあ、会いに行く』と言いました。辛かったですねえ」

不倫の果てに

ところが俊次さんが我慢に我慢を重ねていると、急速に風向きが変わってきた。

恵利さんは恋人のインテリジェンスにも惚れ込んでいた。彼から借りたぼろぼろの書籍を丹念に読み、彼がぺらぺらと話す難しい理論を理解するのに悦びを感じていた。将来、大学教授のパートナーになるためには、自分自身の知性も磨かなければと本気で思っていた。彼の協力で論文を書くことにした。できれば大学院に行きたかった。

しかし論文の準備のために彼と過ごしていると、露骨に不機嫌な態度を取られることが多くなってきた。恵利さんが質問を繰り返すと、不真面目にはぐらかされたり、いらいらして怒られることもあった。

「結局、うっとうしくなったみたい。それにあたしを見下していたわけよね。思想的なことにおいても性的なことにおいても、見下していたわけ、そうよ」

セックスも明らかに傲慢になってきた。恵利さんは次第に、かつてと同じように男の性欲処理の道具にされている惨めさを感じるようになった。

ある日、恵利さんのほうから求めていくと、彼は彼女を冷たく突き放し、「君は僕の体に溺れているんだね」とにやにや笑った。その瞬間、恵利さんの恋は終った。ずっと心を傷つけてきた「淫乱」という言葉が脳裏に浮かんだ。「この人も、あたしをそう思っていたの……」。

恵利さんは泣きじゃくったまま急いでベッドから起き上がり、服を着て外に飛び出した。帰宅途中に不安発作の目まいと動悸が起きて歩けなくなり、タクシーで家に着くと、嘔吐して寝込んだ。

俊次さんが徹夜で看病した。翌日は会社を休んだ。朦朧としてうなされている恵利さんに「大丈夫だよ。僕がここにいるよ」と何度も優しく声をかけた。恵利さんは夫の目を見詰めて、「ごめんなさい」と手を握った。もう偽りはなかった。

「体に溺れている」という中傷を妻から聞くと、俊次さんは怒りで身を震わせ、男に電話をかけて「おまえが言ったことは、言葉の暴力だ！　ＤＶだ！」と怒鳴りつけた。男はかぼそい声で「すみません、すみません」と繰り返すばかりだった。それでも俊次さんの怒りはおさまらず、「若造」を喫茶店に呼び出してこってりと油をしぼり、二度と妻に近づかないという誓約書まで書かせた。

不倫劇は幕を閉じた。最後は俊次さんに勝利の女神が微笑んだ。

「私は惨めになることはないのだ」

その後、夫婦のコミュニケーションは順調に回復した。会話は弾み、食事や買い物やカラオケにいっしょに行くのを楽しんだ。しかし「傷」は残った。恵利さんの不安神経症は最悪の状態を脱したものの、過去がフラッシュバックして脳裏に蘇ると、いまだに発作に苦しめられている。俊次さんは妻の看病のために有給休暇を使ったり残業をやめて帰宅するようにしている。妻を残して単身赴任はできなかったので、昇進の条件であった転勤辞令を断わり、自ら出世街道に終止符を打った。

「まったく後悔していないというと嘘になりますが、これしか選択肢はなかったんです。出世のために、ふたたび女房や子供を犠牲にすることは絶対にできない。僕は変わったんです。もう仕事がすべてじゃない。出世を諦めたけど、そのぶん家族といっしょにいられる時間が増えると思えば、ずっと幸せですよ」

そしてもうひとつ残った傷は、俊次さんのＥＤであった。離婚宣言の後に勃起力や持続力が急激に落ちたのだが、それは妻との関係が修復してからも回復しなかった。ようやく妻とのセックスが解禁になったのに、俊次さんのペニスはいつでも途中で萎えてしまった。

「ＤＶはなくなって、彼女は心を開いて体も開いてくれたんですけどねえ。あいにく僕のほうが弱くなっちゃったんですよ。まあ、もう歳だということもあるし、攻撃的なセックスばかりしてきたから、それが心理的にできなくなると、反動が来てしまうんでしょうかねえ」

しかし救いだったのは、恵利さんのほうがセックスに積極的になったことである。以前とは打って変わって、自ら夫に求めていくことが多くなった。しかも驚いたことに役割が逆転した。

恵利さんが攻めにまわり、俊次さんが受け手になったのだ。

「攻めるほうがなんかすごく感じるようになったの。ハハハ。舐めたりとかいじくったりとか、あたし大好き。彼の体を舐めてあげて『あーん』なんて感じてくれると、自分も感じることを発見したのね。受け身じゃあんまり感じなかったけど」（恵利さん）

「新鮮な悦びでした。あれほどセックス嫌いだった女房ががんばってくれているなと思うと、感動して涙ぐんだときもありますよ。以前は自分が受け身なんて絶対に許せなかったんですけど、不思議ですねえ」（俊次さん）

どんな体位であろうと、お互いが納得していればいいのだ。男らしさ・女らしさの固定観念を打ち破ったところにセックスの新境地を見いだした。

残された課題は、俊次さんのペニスの勃起力と持続力の回復だった。そこで彼はＥＤの専門医に相談して、バイアグラを処方してもらった。

初めて服用したときの印象をふたりはこう語る。

「飲んでから二十分くらいすると、頭から血がスーッと引いてくる感じがして、体がふわふわしてきて、意識はボーッとしてくるんです。さらに五分くらいすると、霧が晴れるように意識がはっきりしてきました。それからはもう驚きの連続ですよ。ピンピンして時間は長くなるし、射精しても萎えないんですから。要するに、ちょっと刺激をすればグンッと立つんですよ。十代に戻ったみたいでしたねえ。翌日はだるくてだるくて」（俊次さん）

「彼、最初はあたしに隠して使ったのね。あんまり凄いからびっくりして、『どうしたんだろう、今日は。どうも変だな』と思っていたら、終った後に『やあ、実はね』なんて教えてくれたの。あたし、そのときは怒ったわ。やっぱりきちんと同意を得てから使うべきよ。女に黙って、男が使うのを一方的に決めるのは、男根主義でしょ！」（恵利さん）

こういうすれ違いをすぐに修正できるようになったことこそ、この夫婦の成長の証である。俊次さんはバイアグラを使う前にかならず承諾を得ることにした。恵利さんにとっては、それさえ守ってくれれば、あとは文句などあるはずがない。冒頭で語ってくれたように、セックスそのものは「病みつきになっちゃう」のだから。

そしてふたりは、ますます性の快楽に貪欲になっていった。バイアグラを使ったときは、なるべくラブホテルに行き、思う存分セックスを満喫することにしたのだ。

「お互いに同意を得て飲みますから、『さあ、今日はがんばろう、楽しもう』っていう心構えで盛り上がるじゃないですか。そうするとやっぱり、ホテルに行くくらいのイベントが欲しくなっちゃうんですよ。ささやかなイベントですけどね、それでもなくてはならない貴重な時間ですねえ」（俊次さん）

「いくらバイアグラを使っていても、ホテルに行っても、お互いに信頼関係がなければ、そういうふうに楽しめないと思うの。だから普段の夫婦の関係がね、いちばん大事よ。お互いに尊重し合えて認め合える関係であれば、欲張って刺激的なものを取り入れていけばいいのよ。私

にとってバイアグラはそのひとつね。フフフフ」（恵利さん）

人間は変わる。夫婦も変わる。セックスも変わる。希望を捨ててはいけない。

恵利さんはそれでもまだ回復の途上にある。ときどきホテルでのその最中にもレイプの記憶が襲ってきて、いっきに冷めてしまう。俊次さんも回復の途上にある。ときどき弱い自分が受け入れられなくなり、バイアグラの効果も無駄になってしまう。しかし、いまは昔のように互いに孤立してはいない。ふたりで支え合って励まし合って乗り越えていける。

「ふたりとも果てしがなかった。スキンを付けて彼は私の中で果てた。久しぶりだった。私も満足感があった。初めてセックスがこんなにも素晴らしいのかと思った。そして思った。私は惨めになることはないのだ」

恵利さんは日記にこう書いて、いまの幸せを噛みしめた。


……………

解説3◎キーワード［男根主義］

妻からの相談が圧倒的に多い

船本夫妻の話を聞いていると、夫婦という関係における性の重要さを改めて痛感する。ここでは女性側の心理を考えてみる。

男性パートナーがＥＤである場合、もちろん大多数の女性は不満を感じて回復を望む。病院やカウンセリング機関を取材していてしばしば聞いたのは、妻からの問合せのほうが圧倒的に多いという話であった。

セックス・カウンセリングを実施しているフミトクリニック院長の冨名腰文人氏はこう語る。

「奥さんたちのほうが積極的に相談してきますよ。特に二十代、三十代の女性は性的な欲求不満だけではなく、子づくりができないと深刻に悩んでいる人も多いです。『私に魅力がないから、主人は立たないんじゃないかしら』と自分を責める人もかなりいます。とにかく女性のほうが思い詰めていて、『このままじゃ夫婦でいられない』と離婚を意識していますね」

翻って、夫のほうは治療に消極的である。仕事で疲れて性欲もなく、ましてや治療する気力まで湧かない。しかし妻から離婚をほのめかされて、しぶしぶ治療を受けようとする。

「奥さんといっしょだと話しにくいでしょうから、まずはひとりで来てもらって話を聞くんですけど、『途中でしぼんじゃうのが恥ずかしいからセックスしたくない』という話をよく聞きます。そういう性の悩みを奥さんに打ち明けられない、妻のほうも聞くに聞けなくて悶々と悩んでいる。つまり夫婦でセックスについて話し合う成熟した関係が築けていないんです」

また、東早稲田クリニックのセックス・セラピストの南城慶子氏はこう言う。

「奥さんのほうから電話があって、旦那さんの状態を相談して、『じゃあ、いっしょに来てください』という場合が多いですね。往々にして奥さんのほうは旦那さんを非難しがちです。でも、相手のことを非難だけして、協力して治そうという姿勢がないなら、悪いほうにばかりいっちゃいます。逆に奥さんに理解があると、旦那さんの回復は早いですよ」

総体的に妻のほうが豊富な性経験を持っている。妻が処女の場合は珍しいが、夫が童貞の場合は多い。童貞で見合い結婚して、結婚後三年くらい経ってもセックスができないので、妻が心配して相談してくるのだ。

理想が高い妻はEDに厳しい

しかし夫のEDに理解を示す妻は現実には少ない。特に夫に対する理想が高い妻は、EDの夫を見限るのも早い。たとえば、三高（高学歴・高収入・高身長）を条件に結婚相手を選んだ女性は、「こんなはずじゃなかった！　だまされた！」と恨みつらみで凝り固まっている。もともと勃起不全がばれるのが怖くて結婚を避けていた夫が多く、それを隠されていたのを知ったときの妻の失望はことのほか大きい。

「ある奥さんは、旦那さんがセックスできなくて落ち込んで、日に日に表情が暗くなっていくと、『カッコいい容姿が変わっちゃう、変わっちゃう』と心配していたんです。そうこうするうちに、ぜんぜん魅力がなくなってきたみたいで、『治るだけ治っても、わたしはもう、いっしょに暮らしていく気がないわ』って離婚しちゃいましたよ」

甘い結婚生活を夢見ていた女性にとっては晴天の霹靂なのであろう。しかしながら、大混乱の中からも積極的に医師やカウンセラーに助けを求め、そして夫を見限れば早々と離婚に踏み切る「女の現実感覚」は健在である。

最近では、同様のケースで慰謝料を要求する民事訴訟まで起きている。ＥＤを患った三十四歳の男性と結婚して約十カ月同居をし、精神的苦痛を受けたとして、二十九歳の女性が慰謝料約九百万円の支払いを求めたのだ。裁判官は、「性交渉を持つのが困難であることを隠したとは言えないが、自分で気づいた後も、適切な対応を取らなかった」として、男性に五百万円の賠償を命じた（大阪地裁・二〇〇一年六月一日付の判決）。男性側は「女性が性交渉を拒絶した」と主張していたが、裁判官は男性の診断結果などから「信用できない」と退けたのである。

なんとまあ、ますますＥＤ男性受難の時代になってきた。はっきり申しあげて、妻に心配されているうちが華である。突然の離婚宣言や慰謝料請求に見舞われたくなければ、早急に治療するに越したことはない。

バイアグラに対する女性の賛否両論

実際、バイアグラによって夫のＥＤが治った場合、妻のほうの満足度は極めて高いというデータがある。東邦大学大森病院リプロダクションセンターが、バイアグラ治療を行い有効性が確認された患者のパートナー三十人を対象としたアンケート調査だ。バイアグラ治療に対する満足度は、非常に満足（二十九・二パーセント）、やや満足（五十一・二パーセント）、どちらでもない（八・三パーセント）、やや不満（八・三パーセント）で、女性の「満足」は八割を越えた。また、EDが治ったことによる性生活自体の満足度は、非常に満足（十六・七パーセント）、やや満足（五十八・三パーセント）、どちらでもない（十六・七パーセント）、やや不満（八・三パーセント）、非常に不満（〇パーセント）で、こちらのほうも「満足」が八割近くに昇った。このデータを裏付けるのが、船本恵利さんのインタビュー冒頭の証言である。彼女がバイアグラの恩恵を語っていたのは紛れもない本音であり、少なからぬ女性たちの代弁者といっても過言ではない。

しかしここで懸念するのは、男性のほうに「じゃあ、バイアグラで立せるだけで女の不満は解消されるんだ」という早合点が生じることである。このへんはもっと女性の気持ちに繊細になるべきではないだろうか。

たとえば、フェミニストの論客として知られる法政大学教授で参議院議員の田嶋陽子氏は、バイアグラへの関心が高まり始めた一九九八年六月に、世の男性に対して新聞紙上で警鐘を鳴らしている。そのインタビュー記事の田嶋氏の発言を引用しよう。

「インポテンスは男の終わりという刷り込みがある。いつまでも兵士として前線にいたいという、男根主義に縛られた『男』の断末魔の叫び。おばあさんがつえをついてハイヒールを履いているのと同じ。いつまでも男の子でいたがっている。つまり成熟の拒否だ。『ペニスが立ってご立派』というのでは、女と成熟した関係など結べません」

「女の立場からいうと無理に挿入しなくたっていい。直接性器に結びつかない関係だってある。指が触れるか触れないかの位置にあるミケランジェロの絵画『アダムの創造』は、最高のエロスです。心が触れあった人間同士は、少し肌が触れただけでオーガズムに達する。ペニスに依存するゆえに、本来持っている豊かな感性を未開拓のまま放っているのではないか。そこを開発すれば男はさらに優しく、深く、成熟するのに」（朝日新聞一九九八年六月二十五日付朝刊学芸面）

田嶋氏ほど極論ではないにしろ、ただ立てばいい、入れればいい、強ければいいという男根主義に辟易している女性は多い。たとえば女性の許可を得ないでバイアグラを使用することは、男根主義の象徴的な例であるが、専門医によると、この点に関する妻の不満は根強くある。夫の内緒のバイアグラ使用が妻にばれたことで担当医が抗議を受けた、というエピソードが学会で発表されたほどだ。

エロスの追求は対等に

男は男根主義から脱却して、女の欲求を敏感に察せられるようにならねばと思う。もちろんただ受け身で入れさせているだけの「冷凍マグロ」から女は脱却すべきだ、という男の声にも一理ある。要するに男女双方が人間として成熟し、対等な関係を築き、濃厚なエロスを追求できるようになることが理想だ。

ちなみに田嶋氏はバイアグラを全面否定しているわけではなく、「正しい使い方で男女の仲をより良くするのなら話は別」と前置きしている。その点、船本夫妻は合格だろう。双方の合意のもとでバイアグラを使用し、気分を盛り上げ、「男は攻め、女は受け」という固定的な性別役割にこだわることなくセックスを満喫しているのだから。しかし、船本夫妻が最初からこうだったわけではない。忘れてはいけないのは、恵利さんもかつては、夫の男根主義に痛めつけられ、一度は離婚まで決断したことだ。そして夫が自らの罪に気づき、改心したからこそ、いまの夫婦の境地がある。「このままじゃ夫婦でいられない」と悩んでいる女性たちも希望を失わないでほしい。

ケース4　セックスは汚いっていうイメージがどこかにあって……岡崎さんの場合

　岡崎久彦さん（仮名・四十三歳）の場合、ＥＤの原因はかなり複雑である。本人の分析によれば、恋愛不全が大きく影を落としているというが、その恋愛不全もまた、一筋縄ではないのだ。

「わりと二重人格的なところがあるんです。恋愛不全でありながら恋愛依存的なところもあるんです。誰かを好きにならなきゃいられないんだけども、片思いがベストなんですよ。女性との関係が深まってくると、逃げちゃう。だから、誰かに心の中では頼っていたい、依存していたいんだけども、依存されるのは怖い。依存されてくると、相手の欠点とかをわざと探して軽蔑してみたり、あるいは無理やり冷たくあしらって縁を切ってしまったり、まあ、実際そうやってきたんですよね」

恋愛不全と恋愛依存の狭間で

　父親が経営する会社の役員を務め、都内の一等地の屋敷に住み、男前で独身の岡崎さんは、とにかくもてる。「玄人」でも「素人」でも言い寄ってくる女性は後を絶たない。ところが、恋愛不全と恋愛依存の狭間をさまよっているという彼は、結果的に、極めて淡泊な（ある意味で純情な）女性関係しか経てこなかった。これまでの最も長いつきあいは半年であるという。

「女性と恋愛関係という形で距離が近づいていくと、ともかく重たくなって耐えられなくなるんです。なんていうかなあ、自分で自分にいろんなものを課してしまうんですね。その結びつきが強くなってくると、相手とはこういう関係じゃなきゃいけないんじゃないかとか、いろいろ想像が発展しちゃって。たとえば、デートする前から、いきなりいっきに結婚したときのことを想像したり……。ものすごく潔癖なんですよ。恋愛というと、完璧じゃなきゃと」

「それは確かに重いですね」と私は苦笑した。「相手の女性に言うんですか？」

「言わない、言わない。だから、自分でそこまで想像して勝手に重たくなって逃げてしまうことがある」

「でも、恋愛なしでは生きていけないと？」

「そうそうそう。だから、極端なことを言うと、片思いがベストなんですよ」

「本当にそれで満足なんですか？」

「満足じゃないけど、どっかで突き破りたいと思うんだけど、突き破りそうなイメージが湧くと逃げたくなったり、あるいはうまくいかないことをどっかで願ってしまったりね。そうやって近づこうとするベクトルと離れようとするベクトルが葛藤するんです。それはほんと、苦しいですよ」

「……」

高級ブランド服を着こなして高級外車を乗り回している御曹司にも意外な悩みがあるんだな、と私は好奇心を強めた。しかし当初は、ナルシストにありがちな「悩みごっこ」の域を出ないのではないかという疑いもあった。物思いに耽るようにタバコを吹かしている岡崎さんを見つめながら、この話を真に受けていいものかどうか迷った。

しかし性体験にまで話が及んだとき、私は、彼の悩みがどれほど深刻であるかを思い知った。女性とのセックスにおいて最後までできたのは、四十代前半の現在までに、たったの一回だけであるという。

「恋愛不全と同時にセックス嫌悪もあるんですよ。セックスは汚いものだっていうイメージがどっかにあって、普段はそんなに強く意識していないんだけど、そういう機会になったとき出てきちゃうんですよね。だから、当然、あっちのほうも役立たないわけですよ」

恋人に見た「母の面影」

岡崎さんの恋愛・セックス体験を順繰りと聞いてみた。

子どもの頃に赤面恐怖症の傾向があり、人づきあいに消極的だったという彼は、特に女性に対して苦手意識を抱いていた。中学・高校時代を男子校で過ごしたこともあって、母親以外の女性とはぜんぜん接してこなかった。大学になって同じサークルの女の子を好きになったが、まったく口をきかず、ただ遠くから眺めているだけだった。そのチェックの仕方は、「ストーカーまがい」と本人が言うほどである。服装や髪形などはもちろんのこと、イヤリング、マニキュア、靴下、サンダル、ハンカチ、さらには化粧のよしあし、肌や産毛の手入れの状態までなめるように見つめた。そしてその姿を記憶に焼き付け、想像上で肌に触れたり抱き締めたりしてマスターベーションをしていた。しかし現実には性関係を持ちたいとは思わなかった。あとを追い回すようなことはせず、もっぱら「視姦」に欲情した。当然、相手の女の子は気づいて嫌がっていたが、彼は決してやめなかった。

「男の友達なんかにその話をすると、そういう気持ちはわかると言われることもあるから、同じようなことをしてきた男は多いんじゃないかなあ。僕もそれだけでけっこう満足していたんですよ。小さい頃から人との距離の取り方がわからなかったから、当時の僕にはあれが女性へのアプローチの限界でした。あれがいちばん心地よかったんです。同性どうしであれば、だいぶリラックスできるようになっていたんですけど、異性にはまるでダメでしたね」

それでも徐々に女性に慣れてきて、二十九歳のとき、初めて彼女をつくった。二歳年下の女性で、スキー仲間のひとりだった。しかし、岡崎さんが積極的にアプローチしたわけではなく、友達から後押しされて、なんとなくデートを繰り返し、「気がついたらつきあっちゃってた」というのが本音だった。つきあっていることを意識し始めると逆にしんどくなってくるほど、岡崎さんは冷めていた。

性欲もほとんど湧かなかった。相手の女性のほうもバージンで、性的なことには奥手だった。

一度そういう話題になったとき、彼女から「結婚するまではしない」と言われ、「あっ、そう」と答えたきり、岡崎さんはまるで関心を示さなかった。彼女のほうは本心ではセックスに興味があったらしく、強く誘われるのを期待しているふしがあったが、岡崎さんからは手を握ることさえ珍しかった。

とうとう痺れを切らしたのか、彼女のほうから「やっぱり、ホテルに行ってみようよ」と誘ってきた。すると岡崎さんは言われるままに、ドライブの途中でラブホテルに寄った。服を脱いでいっしょに入浴した。ベッドのうえでいちゃいちゃした。彼女のほうは見るからに盛り上がっていたが、岡崎さんのほうは逆に性欲が衰えてきて、ペニスも萎えてしまった。

「もういいや」と彼は中断した。彼女はキョトンとしていた。無言のままふたりでシャワーを浴びて、さっさと帰った。

「相手はなんと思ったか知りません。たぶん不満だったでしょうけど、男とそういう経験は初めてだから、こんなもんだと思ったんじゃないでしょうか。僕は『まあいいか』みたいな感じでしたね」

同じようなことは五回ほどあった。どうしても寸前になると、性欲が衰え、ペニスは萎えた。岡崎さん自身も原因はまるでわからなかった。しかし当初は、その症状に傷ついたり、深く悩むようなことはなかった。

お互いにセックス不全については口を閉ざしていた。不思議なことに、彼女のほうは岡崎さんに対してますます積極的になっていった。それまで月一、二度しか会っていなかったのが、彼女の要望で毎週会うようになり、毎晩電話をすることになった。彼女の物言いや態度を岡崎さんは、だんだんと「母親みたいに感じる」ようになった。叱られたり慰められたりするときはいつでも、子ども扱いされている気分になった。そのうちに、ときどき突然、彼女の表情や容姿にまで母親の面影を感じた。

「彼女と馴れ合いになって、距離がなくなってくると、乗り込まれてきたような感じになったんですね。そしたら、急に母親とイメージがだぶってきた。恋人のレベルから身内のレベルに変わって、いっしょに暮らしているところまで想像してしまったわけです。このまま結婚しちゃうのかなと思うようになったら、もう重たくなっちゃって。ヒモつけられちゃう、縛られちゃうという恐怖心も出てきて、彼女から逃げ出そうと決心しました。母親みたいな女に支配されるより、自分はまだまだ変わりたかったですから」

岡崎さんは別れ話を切り出すタイミングを見計らっていた。些細なことで口論してしばらく会わなかったことを理由に「もう別れよう」と告げた。彼女はあからさまに取り乱していた。

「むこうは絶対に続けるつもりだったようで、本当に結婚するつもりもあったかもしれないんで、すごくショックだったみたいでした。でも、僕はそれから二度と会いませんでした」

つきあい始めて半年後のことである。それ以降、岡崎さんは、これほど「長くて親密な恋」を経験していない。

最初で最後の欲情

岡崎さんは性欲がないわけではない。アダルトビデオを見ながらのマスターベーションは、「ちょっと過剰なくらい」という。性風俗に通った経験もある。ソープランドよりもファッションヘルスのほうが好みだという。

「女の子はバイト感覚だし、こっちもお茶を飲みに行くような感覚で、ちょっと抜いちゃおうかと通えるから、気が楽なんです」

ということは、女の子にプロ意識があり、本番もありのソープランドでは気が重いのだろう。

二十代のとき三回ほど通ったことがあるが、いつも射精まで至らなかった。

「ソープ嬢のサービスが一時的にはよくても、それが長く続くと、『ああ、お仕事ごくろうさんだなあ』と相手を冷めた目で見ちゃって、ぜんぜんできなかったんです。いくらサービスしてくれても、どんどん冷めていっちゃうんですね、僕自身が。ソープ嬢は『しょうがないわねえ』みたいな感じで、優しくフォローしてくれましたけど、僕のほうには『あれ、なんでできないんだろうな』っていう気持ちはありましたね。その頃も深刻に悩むことはなかったですけど」

そんな岡崎さんでも、一度だけ、最後までやったことがある。二十四歳のときだった。相手の女性は、あろうことか、親友の恋人であった。

友人が地方へ転勤になったとき、彼女が淋しそうにしていたので、食事に誘った。その女性が「男関係にだらしない」という噂は聞いていた。しかも彼女が自分に気があることを強く感じていたので、誘えばうまくいくという自信はあった。

あらかじめ自宅に連れ帰ることを計画した。部屋に布団まで敷いておいた。同居している父親が出張で帰ってこない日を見計らって彼女を誘い出した。予定通り彼女は家まで付いてきた。

「友達には悪いと思いましたけど、あのときはほとんど、現実の自分から飛んじゃっているような感覚でした。アダルトビデオを見ているときと同じような、そのドラマの中に自分もいてはり切っているような精神状態だったんですよ」

セックスのときも異常に興奮した。これもまた、アダルトビデオの男優になったかのような錯覚をもたらした。

「なんだか、すごく燃えちゃったんですよ。友達の彼女を盗むっていう感覚のとき、盗むっていうことを強く意識したとき、最後までうまくできたんです。それまでぜんぜんできなかったのに奇妙ですね」

しかし、そんな錯覚が長続きするはずがない。覚めてしまって日常の感覚に戻れば、女性とのコミュニケーション不全を抱える自分がいた。相手の女性は「情熱的な」岡崎さんにますます惚れたらしく、何かにつけ連絡をしてきたり、誕生日にプレゼントを送ってきたりした。しかし、岡崎さんは無視した。親しげにされるのが、しんどかったし、怖かった。彼女が他の男と浮気を始めたのを噂で聞いて、ホッと胸を撫でおろした。

「僕は何かに呪われているのかな」

三十五歳のときの「恋愛」体験談も、岡崎さんのＥＤ歴を知るうえで欠かせない。

このときの相手は、十歳年下の医学生だった。友人の橋渡しで知り合い、可愛らしくて賢そうな彼女を見て、漠然とではあるが、久しぶりに「つきあってみようかなあ」という思いが湧いてきた。週末のデートに誘うと、彼女は喜んで乗ってきた。

数回目のデートのとき、「そろそろやらなきゃなあ」とセックスを意識した。すると、気分が急に沈んできた。

「たぶん彼女は求めていたんでしょうけど、失敗したら嫌だなと思っちゃって……。だから、スムーズに誘えなかったし、そういうムードになるのを意識的に避けていたんですが……」

ある晩、彼女がオフィスに来た。社員が誰もいなかったので応接室に連れていき、ふかふかのソファでくつろいだ。「ねえ、肩凝りがひどいから、マッサージして」と彼女が甘えてきたので、岡崎さんは彼女の肩や首筋を優しく揉みほぐした。女性の生身の体に触れるのは久しぶりだった。最初はくすぐったがっていた彼女がだんだんうっとりしてきた。おもむろにカーディガンを脱いでノースリーブになった。

彼女がソファに横たわると、彼もその隣にごろんと寝転んだ。べったりと添い寝をしながら子猫のように甘えてくる彼女がいとおしくなり、腕枕をしてあげて、さらさらの長い髪を何度も撫でた。その状態が心地よかったので、彼は十分に満足していた。「このままやらなくて済んだらなあ」と思った。しかし若い彼女はすぐにでも次の段階へ行きたいらしく、ぼんやりして髪や頬や腕を撫でるばかりの岡崎さんに、「胸も触っていいよ」とささやいた。

岡崎さんは「えっ?」と動揺し、「どうしよう、どうしよう」と焦り、「失敗したら……」と緊張した。いちおう恐る恐る乳房を触って揉んだが、柔らかな感触に興奮するどころか、どんどん冷めてきた。彼女の方はますます盛りあがり、ノースリーブとスカートを脱いで抱きついてきたが、岡崎さんのペニスは無反応だった。「あれれ、どうしたんだ?」と混乱して、はやくも逃げ出したくなった。が、そこはかろうじて理性を維持して、岡崎さんも服を脱ぎ、セックスマニュアルやアダルトビデオで覚え込んだ「テクニック」を懸命に思い出しながら、「ここは指でこうして。あそこは舌でああして」と事を運んだ。しかし、性感帯を生真面目に探したりしているうちに徒労感さえ漂ってきた。

そして、とうとう限界が来た。

「パンティーに手を入れてあそこを触ったとき、彼女、大騒ぎしたんですよ、『あたし、濡れやすいの!』とか言っちゃって。それで僕のほうは、あたふたしちゃって。もう面食らっちゃって。だめだ、立ってません、ごめんなさいっていう感じで……。『事務所じゃ、ちょっとやっぱし、まずいよ』と言いわけして、なんとかその場は取りつくろいましたけどね」

その後、彼女とは、もう一度セックスの機会があった。十歳も年下の女性をリードできなかったことを反省して、男としてのプライドをかけて彼女をラブホテルに誘ったのだ。しかし今度は、意外なことが気がかりになって、ほとんど性行為に集中できなくなった。それは彼女の門限だった。女子学生寮に住んでいる彼女を夜十時までに帰さなければならず、時間があまりなかったので、焦りに焦って性欲や勃起どころではなかった。その落ち着きのなさに彼女もほとほと呆れていた。

「あたふたしている間に『ああ、やっぱりだめだ、ごめんなさい』ってなっちゃって。要するに、無意識のうちにもセックスを避けていたんだと思うんですよ。自分に言いわけできるような環境や時間帯を心のどこかで選んでいたんじゃないのかなあ」

おそらく大人の男の魅力を期待していたであろう彼女は、岡崎さんに愛想を尽かしたようだった。未練たっぷりだった岡崎さんは何度も電話をしてデートに誘ったが、彼女の返事はいつも冷淡だった。国家試験に合格して地元の福島の病院に彼女が勤め出してからも、岡崎さんはこまめに手紙を書いたり電話をかけた。つきあい始めた頃からの「結婚するかもな」という意識は捨てていなかった。彼女もふたたび振り向いてくれると信じていた。

一度だけ彼女が「会ってあげる」と電話で言ったので、仕事をほったらかして車を飛ばし、福島まで駆けつけた。彼女は本当に会ってくれた。しかしそのときも岡崎さんは、「彼女と向き合えなかった」という。適当に会話をして、食事をして、カラオケをした。彼女の目つきや仕草から求められているのはわかったが、「うまくいかなかったらどうしよう」「親密になるのが怖い」などと相変わらずのことを考え過ぎて逃げ腰になった。そして結局、なんの修復・進展もないまま、日帰りで東京に戻った。深夜の高速道路を突っ走りながら、自分がつくづく嫌になった。数日後、彼女に電話を入れると、「実は新しい彼氏ができたの。もう二度と連絡してこないで」と引導を渡された。

岡崎さんは、こう言う。「いまでも後悔しているんです。あれをきっかけに、自分のことを何とかしようって初めて思ったんです」。

いまに至るまで彼は、ときどき彼女の夢を見るという。楽しい、美しい場面はほとんどない。あまりに恐ろしくて、うなされて目覚め、朝から気分がすぐれないときもある。

「彼女が汚物まみれの部屋にいるんですよ。全裸で風呂に入っていて、その風呂桶からも便があふれているんですよ。僕は何かに呪われているのかな。こんな僕でも変われるのかな……」

母親の不幸な記憶

自分を変えるために岡崎さんが取り組んだことは、カウンセリングを受けたり、自助グループに参加したり、心理学セミナーを受講したりして、自分自身の根元にある問題を掘り起こすことだった。

その成果として彼がたどりついたのは、十八年前に他界した母親との関係性を見つめ直すことだった。どうもそのあたりが、女性とのコミュニケーション不全、セックス不全のルーツなのではないだろうかと察した。

私が取材をお願いしたときには、彼は事前に母親のことを語る心構えをしていたらしく、インタビューの初めのあたりから堰を切ったように「おふくろは……」と喋り続けた。私はあまりに唐突だったので、キョトンとしていた。ＥＤという取材テーマとの接点も見出せなかった。彼がそれほど話すことにも驚いた。「男女のパートナーシップ」についての社会人向け講座で私は彼と出会ったのだが、いつでも物静かで、講座後のお茶会でもみんなの話を穏やかに聞いているだけの彼しか知らなかったからだ。

しかし考えてみれば、内心ではそのことを誰かに語りたくてうずうずしていたのかもしれない。それだからこそ、「ＥＤの取材をしている」と私がみんなの前で話した後に、こっそり打ち明けてくれたのだろう。彼にとってＥＤは話の取っ掛かりで、「母親問題」が第一義的な、本質的なテーマであったのだ。

いま、改めて取材テープを聞いてみると、半分以上は母親の話題に費やされている。話がどんどん飛ぶのでわかりにくかったのだが、何度も聞いてみると、彼のコミュニケーション不全、セックス不全の背景がぼんやり見えてきたような気がする。彼自身もそれをわかろうとして苦しんでいるのだろう。

「おふくろは、家の中で孤立していたんですよ。それは確かなんですね。じいちゃんもばあちゃんもおやじもぜんぜんかまわない。いつも淋しそうにしていました。僕を連れて何度も家出しようとしていた記憶もあるんです」

岡崎さんはこう切り出すと、母親の記憶の断片を語り始めた。

その中で私が特にショックを受けたのは、母親が無視という精神的暴力だけではなく、身体的暴力をも受けていたことだった。

「小さい頃の記憶のひとつを話しますと、おふくろが殴られていたのを憶えているんですよ。じいちゃんに殴られていたんです。殴られて殴られて、で、『警察に電話します』とか言ってまた殴られて……」

岡崎さんにとって祖父は、決して怖い人ではなく、むしろ猫っ可愛がりされてきたが、ことのほか嫁である母親には厳しく、冷たかった。祖母も同様だった。その理由はわからない。単に相性が合わなかったのかもしれないし、嫁入り後にトラブルがあったのかもしれない。しかし岡崎さんがはっきり憶えているのは、祖父母が孫である自分を可愛がるあまり、なにかと母親の子育てに口出ししてきて、「子どもの世話もろくにできんのか！」と母親を叱りつけていたことである。特に岡崎さんは長男であり、跡取りであったので、期待が大きいぶん祖父母は神経質になっていた。祖父が母親に手をあげたのも、そういういざこざがエスカレートした末のことだった。

岡崎さんは、言葉を詰まらせながら、こう語った。

「おふくろが殴られたそのときの原因ていうのが……、僕なんですよ。なんの病気だったか忘れたけど、僕が病気をしたときに母が薬を飲ませなかったんです、僕が怖がるから……。そのせいでこじらして入院したんですよ。で、『なんで飲ませなかったんだ！』とじいちゃんが怒ったらしいんですよ……。それで、なぜかしらないけど、たぶん口応えとかしたのかもしれないけど……、おふくろは殴られた」

入院の際の記憶も物悲しい。

「僕が病院のベッドに寝ていて、おふくろがその病室で半狂乱になって泣いてるんですね。『離れたくない』って泣いている。で、ばあちゃんかなんかに無理矢理つれていかれる、泣きながら廊下を走っていくという記憶があるんです」

息子という唯一の心の支えと別れる苦しみ、そして祖父が待つ家へ戻ることの怖さ。繊細な少年だった岡崎さんは、母親のそういう思いを敏感に察していた。

「おふくろが殴られたとき、それから病室で泣いていたときに、自分の痛みそのものとして感じていたような気がするんです。すごく怖かったんだろうなっていうのも想像つくし……」

この出来事は少年の性格形成に少なからぬ影響を及ぼしたようだ。

「病気のあと、僕はボーッとした子になったんです。それまではやんちゃな子だったんだけど、そういうことを経て退院してきた後、妙にボーッとした子になっちゃったんだよねってよく言われました」

母親との関係はますます親密になっていった。岡崎さんは母親以外にはなつかなくなり、家にいるときはいつでもべったりしていた。周囲の視線は冷たかったであろうが、おそらくふたりだけは温かなカプセルの中で暮らしているような感覚だったのではないだろうか。

近親姦への願望と不安

しかし、成長すれば自然なことだが、母親から離れたいという自立心も岡崎さんに芽生えてきた。外見上は「いい息子」を演じていたが、内心では母親の存在がうっとうしく、重々しく感じてきた。

「おふくろが『めんこい、めんこい』と僕を抱き締めてくれたことを憶えているんだけど、憶えている最後の三回くらいのとき、口臭がして我慢できなくなって、『お母さんは臭いから嫌だ』って逃げ出したんですよ。それは、すごくはっきり憶えている。あれは本音だったような気がします。理由は何でもいいから、おふくろから逃げたかった」

その気持ちが母親に通じるはずがない。孤独感や虚無感を埋めるためにも、母親は息子に依存せざるを得なかったのだろう。微塵の迷いもなかったようである。しかし一方で息子は、母親を支えたい、自分自身も甘えたい反面、だんだん母親が怖くなってきた。それは年頃になったとき、母親に異性を感じたからである。

男の子には珍しくないことだ。男子校に進学して、母親以外の女性とぜんぜん接触しなかったことも関係しているのだろう。しかも岡崎さんには、母親にセクシュアルなものを感じる具体的な出来事があった。

「高校生のときだったかな。家を建て直すんで仮住まいをしている時期があったんです。電気が消えて、みんな寝ちゃったあとで、僕、何かの用事を思い出して起きたんですね。狭い家だから、隣は親の寝室だったんだけど、ふすま開けたら、大きな板が立て掛けてあって、中を見えなくしてあったんですよ。あれ、両親がやってたんでしょうね。直接は見なかったけど、おふくろの声は聞こえました。それ自体は別にいいんだけど、僕が嫌だったのは、おふくろとおやじは仲悪いのにセックスしているのを知ったからなんですよ」

岡崎さんは初めて父親について触れた。仕事一筋で家庭を顧みない人だったという。祖父母の存在が煙たかったらしく、家にいるときは陰鬱な表情を浮かべ、「この家は居心地が悪い」というのが口癖だった。休日には、いつでもひとりで外出した。夫婦関係は冷め切っていた。母親はしばしば、岡崎さんに愚痴をこぼした。結婚前の出来事までさかのぼって、ひと通り悪口を言ったあとで、「だから私は、お父さんと絶対に結婚しないと思ったのよ」「だから私は、お父さんを信用できないのよ」などと話を結んだ。岡崎さんは暗然としながらそれを聞いていて、父親への嫌悪感をつのらせて、「なんで離婚しないんだろう」とまで思った。

ところが父親と母親が肉体関係だけはやめていなかったという事実は、純粋な少年のセックス観を歪めた。

「あっ、好きじゃないのにセックスしているって思って、すごく傷つきました。おふくろが売春婦のように思えてきたんですね。それ以来、セックスは汚いって思っちゃったような気がするんですよ」

その後、彼自身が母親に異性を感じたとき、自ずと肉体関係まで意識するようになり、自己嫌悪に陥った。母親とセックスする妄想を必死に打ち消した。しかし、母子密着関係の中にいるかぎり、その妄想は膨らんでいくばかりだった。このままでは本当に肉体関係に進んでいくかもしれないという不安が強まり、「やばいぞ、このままじゃ」と思ったとき、母親に対して徹底的に冷たくすることを決心した。重箱の隅をつつくように母親の欠点を探し出して軽蔑することに努めた。

「おふくろが近づいてくると、『シッシッ、あっち行け』という態度を取るようになりました。おふくろはショックだったでしょうけど、ああするしかなかったんです。もちろん完全におふくろを嫌いになれるはずがないんだけど、おふくろへの思いを心の奥の奥に封じ込めてきました。極端な話、おふくろを『他人』のように感じて、『他人』に対するように振る舞えればベストだと思っていたんです」

岡崎さんが二十五歳のとき、母親は心臓発作で倒れ、そのまま病室で寝たきりになった。起き上がれなくなり、喋れなくなり、手足も動かなくなった。しかしそのときでさえ彼は、母親を避けていた。

「病院へは見舞いに行きましたけど、どんどん症状が悪くなっていくのに、義理で見舞いに行っていたような気がするんです。『行かなきゃいけないんだ』みたいな。おふくろがいとおしくて行っていたという実感がちっともないんです。その頃の自分を思い出してみると、なんか虚しい、からっぽだったような気がする。おふくろのことを考えると……」

母親は数カ月後に他界した。家に棺が運ばれてきたとき、岡崎さんは母親の遺体を見つめた。

「なんで生きているうちに抱き締めてあげなかったんだろう……」という思いがだんだん込み上げてきて、そのとき初めて泣けた。

岡崎さんは、かぼそい声で、こう語った。

「おふくろとの関係を初めて修復したくなったんです。でも、遅すぎた。結局、おふくろとの人間的な関係をつくれなかったことが、いまの状態をつくり出しているんじゃないかな」

そして、大きく溜息をついて、こう続けた。

「いま思えば、それをそのまま持ち越しちゃって、女性に対する感情や態度にあらわれちゃっているのかもしれません。女性から頼られ依存される恐怖心と、女性に甘えたい依存したい恐怖心が混在しているのは、まさに母親への感情と同じなんですよ。自分では、そうとしか解釈できないんです……」

私は返す言葉がなかった。この人は一生涯この重荷を背負い続けていくしかないのだろうか。そう思うと、なんともやりきれなくなった。

「これはＥＤの取材ですよね？」と岡崎さんが聞いてきた。

「ええ」

「すみません、すみません、脈絡なく話しちゃって。いっきに話しすぎて、混乱しています」

「いえ、いいですよ。好きなように話していただいて」

「僕の場合は、ＥＤ以前の問題ですね。だから、バイアグラを飲んで治せばいいなんていう単純な問題じゃない。いまのところ、そんな気も起こりませんし、必要もありません。それよりももっといろいろとやらないと」

「心理療法ですか？　そんな気張らなくても……」

「いやいや、それだけじゃなく、もうひとつ、僕が力を入れていることがあるんです」

「なんですか？」

「キャバクラ通い。それにすごく投資して、女性との距離の取り方を学んでいるんです。真剣にもなりすぎず、さりとて冷たくもなりすぎず」

「でも、あれは所詮、箱の中の出来事ですよ」

「わかってます、わかってます。でも、いいんです。疑似現実とわかっていても訓練にはなりますよ。それに限られた空間と時間の中で、距離感を持って、お金で条件を整えて、その範囲内でつきあうと、すごく楽しいんです。職場でおやじの顔を眺めて、家に帰ってもいるんですから、どうしても寄りたくなっちゃうんですよ。おふくろのことも、忘れられるしね」

私はそれ以上、何も言わなかった。

「じゃあ、このへんで」と言って私が録音テープを切ると、「ありがとう、聞いてくれて」と岡崎さんは微笑んだ。あどけなさがのこる穏やかな笑みであるが、妙に物悲しさが漂っていた。喫茶店を出て彼と別れ、夜道をひとりで歩いているときも、私は彼の哀しい笑顔が気になって仕方がなかった。おまけに彼の母親の声まで聞こえてきそうだった。「めんこい、めんこい」と。

解説４◎キーワード［性嫌悪症、性的欲求低下症］

男性に急増する性嫌悪

岡崎さんの話を聞いていると、勃起の問題以前に性欲の問題があるのは明らかだ。

医学的には「セックスをしたくない」という症状を「性的欲求低下症」、「セックスが怖い」という症状を「性嫌悪症」と呼ぶ。性欲低下も性嫌悪もないのに何らかの理由（たとえば深い関係になりたくないなど）でセックスを避けているのであれば「性的回避」になる。また性的関係のみならず、恋愛関係を避けている場合、女性との対人関係全般を避けている場合、男性も含めた対人関係全般を避けている場合（回避性人格障害）など程度は様々である。岡崎さんがそれらのどれかに当てはまると私には断定できないが、性的欲求低下症、性嫌悪症、性的回避などの症状を照らし合わせてみると、不可解だった彼の行為もなんとなく納得がいってしまう。

近年は、この性欲の障害が急増している。「セックスレス」という言葉の生みの親である、あべメンタルクリニック院長・阿部輝夫氏の統計によると、セックスレスカップルの原因は、一九八四年～一九九一年の間は勃起障害（三十二・九パーセント）、性的回避（十四・三パーセント）、性嫌悪（八・六パーセント）、性欲低下（八・六パーセント）であった。ところが一九九二年～二〇〇〇年では、性嫌悪（二十九・一パーセント）、勃起障害（二十三・五パーセント）、性欲低下（十六・〇パーセント）、性的回避（七・六パーセント）と様変わりを示した。特に性嫌悪の増加ぶりが目立ち、性欲低下と合わせるとほぼ半数に達したのである。

さらに注目されるのは、かつては男性側の性嫌悪はほとんどなかったのだが、最近は男性のほうに多いということである。「性嫌悪症といえば女性だけにみられると言っても過言でなかったのが、そうした区別がまったくなくなってしまった」と阿部氏はいう。男性の性嫌悪が急増している理由はいまのところ、科学的には解明されていない（「メディカルトリビューン」二〇〇一年二月二十五日号）。

日本性科学会幹事の精神科医・針間克己氏も、男性の性欲障害の増加を指摘している。

■セックスレスカップルの原因

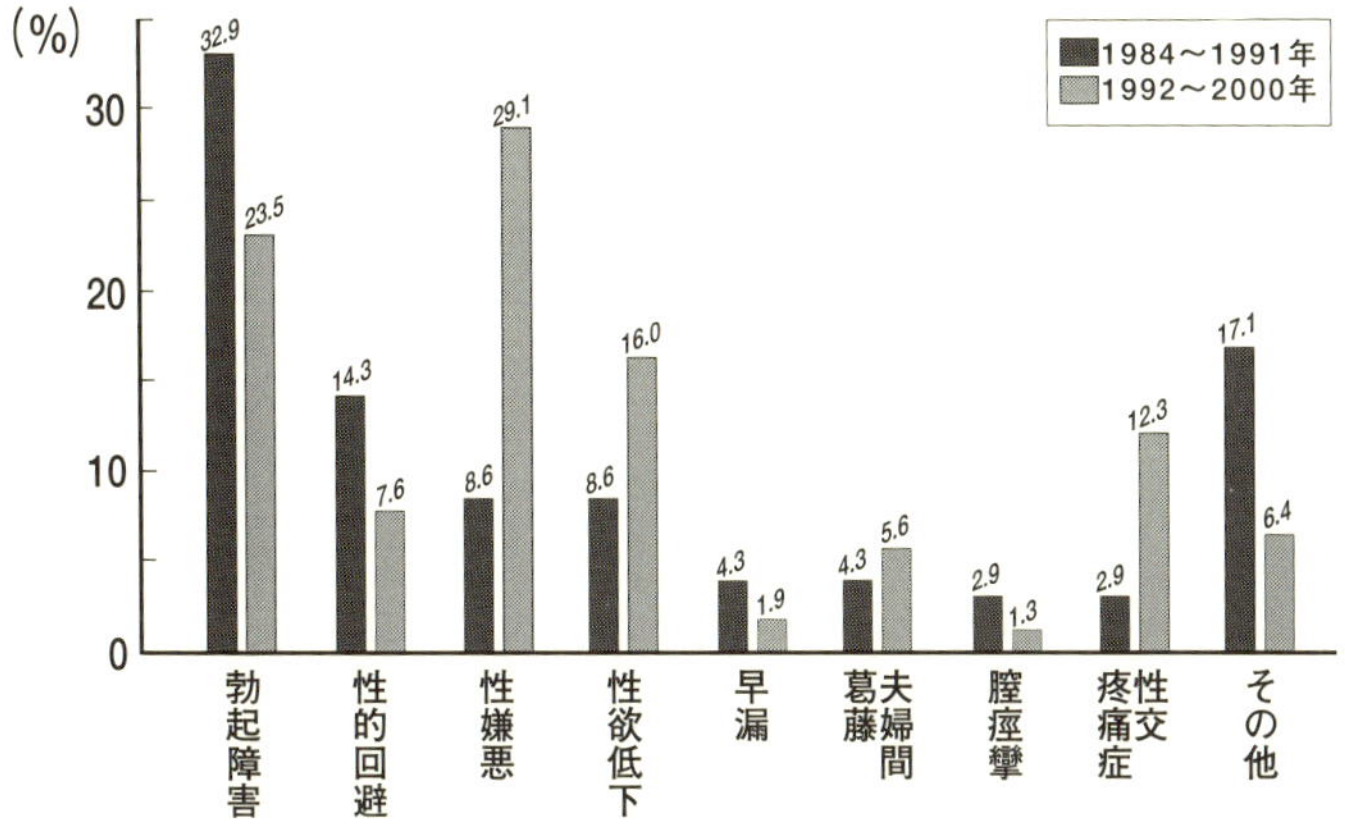

出典：「メディカルトリビューン」2001年2月25日号

「もっとも、最初から性欲に問題があると訴える人よりも、『セックスがうまくできない』『勃起しない』と訴える人が多く、よく話を聞けば、性欲に問題があるとわかることが多いんです」

　針間氏の臨床例によれば、その理由は実に様々である。セックスの失敗を何度か繰り返して、「どうせまたやっても失敗するからやりたくない」と思ってセックスを避けるパターンが最も多い。これは本書の登場人物の証言にも、たびたび出てくる。アルコール依存症にまでなった元暴走族の田島さんが、「どうせできないんだから、くどいても無駄だ。酔っ払ってセックスを忘れたほうがマシだ」と女性の前で酒をがぶ飲みしていたのが典型である。

　また、夫婦関係に原因があるときも少なく

ない。「家事もろくにやらない妻とはしたくない」などと妻への不満の代わりだったり、「いまさら女房とはする気が起きない」と倦怠感からだったりする。逆に、夫婦仲が良くても、「妻とセックスするのは、親兄弟とするようで嫌だ」「育児する妻を見ると、神聖に思えて汚せない」などという、近親姦的な不安が生じる場合もある。

病気によって性欲が低下する場合でも、病気そのものによる体力の低下だけではなく、「糖尿病になったから、もう以前のようにはセックスができないだろう」「セックスで興奮したら心臓の発作が再発して死んでしまうかもしれない」などという不安が原因であることがある。

性に対する罪悪感も原因に

さらに針間氏が「もっともやっかいな原因」というのが、その人自身が最初から持っている内面的な問題によって、性欲低下や性嫌悪が起きるときである。

たとえば「セックスは野蛮な感じがする」「セックスをすると罪悪感を感じる」という不安から生じることがある。生育歴の中で得た性に対する否定的イメージが大人になってからも修正されないまま「セックスは悪徳」と思い込んでいるような場合がこれである。このような症例では、セックスを始めようとパジャマを脱ぐ時点から、性に対する罪悪感のために勃起障害は始まっている。

「セックスすることで女性と親しくなるのは嫌だ」という不安もある。まさに岡崎さんは、このケースに当てはまるのではないだろうか。彼の場合、普段から女性との親密な人間関係を避けている。愛情や受容に対する欲求が強い反面、本当の意味で愛情関係が結ばれそうになったり、親密さの距離が近くなってきた瞬間にターン・オフして回避してしまう。性的快楽についても同じで、オーガズムを得たいと切望している反面、もう少しで手が届きそうなところまで来ると不安が生じ、戸惑って中断してしまう。女性回避の一環として、セックスも避けているのである。まず、セックス云々よりも、「なぜ深い関係を築けないのか」ということのほうが、根本的な問題であろう。

これら多種多様な性欲障害に特効薬はない。時間をかけてじっくりとサイコセラピー（心理療法）をしていくしか治療法はなさそうである。

針間氏は、その必要性をこう説明する。

「その人がどのレベルなのか、どのパターンなのかを見極めるのが大切なのです。単に性欲がないのか、セックスが怖いのか、恋愛が怖いのか、女性が怖いのか、男性も含めた人間が怖いのか、それぞれの場合に応じて治療方針を立てていくことが必要なのです」

しかし実際には、根気よく治療を受けようとする人は少ない。セックスを避けていることで心地よいのなら他人がとやかく言うべきではないが、もし当人が苦しんでいるのなら治療の可能性に賭けてみるべきではないのか。

エディプス・コンプレックスとED

ところで「セックス・セラピー」の基礎を築いたアメリカの精神科医、ヘレン・S・カプラン氏の『ニュー・セックス・セラピー』に、興味深いケースが紹介されている。

ある三十九歳の医師は、長年EDに悩んでいた。結婚後十年間EDは続いた。前戯では勃起するが、ペニスを挿入して二、三回のピストン運動をすると萎えてしまう。彼は抑鬱状態になり、治療を求めた。しかし、治療に非協力的な妻との関係は悪化して離婚が成立した。

彼と面接しているうちに、カプラン氏にはいろいろなことがわかってきた。その男性は十四歳のときから叔母から性的な誘惑を受けていた。叔母が訪問するとかならずベッドで抱き合った。実際の挿入行為はなく、前戯のみで互いにオーガズムに達した。叔母が遠くに引っ越して会えなくなったので、彼は空想の中で叔母と戯れ、マスターベーションをした。その際も、挿入行為は空想の対象にならなかった。

カプラン氏は「患者のインポテンツと患者の経験との関係は、解釈の問題である」と前置きしてから、こう説明している。

「無意識に母親と感じているおばに実際に挿入したいという願望と、この願望を実行した場合の損傷に対する恐れとが未解決のエディプス葛藤を示していると推測されるかもしれない。一方、おばとの性交は、それ自体不義であり、患者の葛藤の根底となっていた。後になっておば以外の、患者にとってより『お似合いの』女性と性行為をする際にも、この恐れがふたたび生じ、それに伴って挿入を避けようとする防衛が生じてくる。一方患者の『臆病さ』と受動性が、同時に怒りと自己嫌悪の感情を引き起こした。このように非常に問題の精神ダイナミックスにあって同時に起こる情緒は、当然勃起メカニズムに影響を与えるだろう」

私はこれを読んだとき、岡崎さんを連想した。もちろん実際の性行為のあるなしは大きな違いである。しかしカプラン氏の患者が「母親」代わりの叔母に感じた性欲と罪悪感は、岡崎さんが実の母親に感じたそれと共通性があるような気がしてならない。そして両者共、その葛藤を解消せずに成人した。岡崎さんは母親を意識的に軽蔑することでその葛藤を解消したと錯覚したが、二十九歳で交際した女性に「母親」を感じたとき、セックスのみならず恋愛関係も続行不可能に陥った。その後も無意識のうちにそのパターンを繰り返していると、いまになって本人は薄々気づき始めている。

カプラン氏の患者の男性は、約六週間後にＥＤを解消したと報告されている。いろいろな精神療法を試しているが、なかでも、セックスの最中に「母親」像に挿入する恐怖を取り除いていくセラピーが興味深かった。

岡崎さんも、ようやく重い腰をあげた。彼は母親と性不全の関係性をどのように処理していくのだろうか。それはある程度の苦難を覚悟しなければならぬことだろう。しかし願わくば、自らの変化を楽しむ気持ちも忘れてほしくないものだ。

＊エディプス葛藤（エディプス・コンプレックス）

フロイトが提唱した精神分析の基本概念のひとつ。男の子は三〜四歳の時期に母親に性欲を感じて父親に嫉妬し、その不在や死を願う。しかし父を愛しているためにその感情は苦痛となり、そのような敵意のせいで父に処罰されるのではないかという去勢不安を抱くようになる。このようにエディプス・コンプレックスは、異性の親に対する愛着と、同性の親への敵意と、処罰される不安の三つを中心にして発展する。自我がこのコンプレックスにどのように対処し、どう解決しようとしているかによって、人格形成に大きな影響を及ぼす。

ケース5　授乳シーンじゃないとだめなんです……新井さんの場合

性的嗜好は人それぞれ

人は誰しも多かれ少なかれ性的な嗜好を持っている。どの部分、場面、場所などで快感を得られるかは人それぞれである。私は基本的に他者を傷つけたり迷惑をかけたりしなければ性的嗜好は本人の自由であり、その多様性は認められるべきだと思う。しかし当人にとっていちばん問題なのは、パートナーの理解・合意を得られるかどうかということだ。性的嗜好が特異なためにノーマルなセックスでは興奮しない、パートナーとのセックスに満足できないということがある。性的嗜好が同じか、あるいは異なっても理解を示してくれるパートナーが見つかるのは極めて稀である。たいがいは夫婦・恋人間でも自らの性癖を告白できずに悶々としているに違いない。男性の場合、その悩みがＥＤにまで及ぶことがあるのだ。

新井芳郎さん（仮名・四十四歳）は、その該当者である。彼が性欲をかき立てられるのは、乳房や乳首を見たときであるという。これは男にとって普通であるが、彼の場合はその状況が変わっている。赤ん坊に母乳を飲ませているときがいちばん興奮するのだという。

しかし彼は独身であるから、家庭でそれを見ることができない。すると必然的に、「のぞき」

という手段になる。

「昔はおおらかだったなあ。いまは厳しくなっちゃって」と新井さんは溜息をついた。「いまではもう犯罪ですからねえ。じっと鑑賞していると捕まっちゃいますからねえ。それにプライバシーとかが普及したせいで、見られないような環境になっちゃいましたからねえ。辛いですよ」

新井さんによると、十五年ほど前まではいろいろな場所で授乳シーンを見かけられたという。目撃の確率が高かったのは、デパートと病院。新井さんはわざわざ各地のデパートや病院に行き、なに食わぬ顔をしてベビー休憩室や小児科の待合室に潜り込んだ。病院の場合は一カ月検診や乳児検診のときが最も授乳シーンが多いので、各病院に問い合わせて日時をチェックしていた。付き添いの夫と思われれば、不審に思われることはなかった。三回だけ店員や看護婦に注意されたことはあるが、それはあまりにも長時間いて、きょろきょろと眺めまわしていたからで、適当に落ち着いた素振りを演じて短時間で切り上げれば楽々と目的は達成できた。

では、その目的とは？

「若い女性が赤ちゃんを抱いてオッパイを飲ませているのを見てたときにね、何回か自然に射精したことがあるんです。見てるだけで。パンツがグジュグジュになってね、そこのデパートでパンツを買い込んで、全部トイレできれいに流して、それで帰ったんです。それから、オナニーをしたこともありますよ。帰ってからではなくて、その場でやっちゃうんです。事前にトイレットペーパーをちんちんに巻き付けておいて、ポケットから手を突っ込んでしごくんです。四回擦りの二十秒くらいで射精しちゃう。早い早い」

私は唖然とした。「それって犯罪ですよ！」と言ったら話が終ってしまうので、頭を切り替えて、「いったい何がいいんですか？」と訊いた。

「恥ずかしさですね。人前で胸を開いて乳が出てきて、それを赤ちゃんに吸われて、初々しい母親が恥ずかしそうにしている、その羞恥心を見ているのがものすごく興奮するんです。『見られているのをわかっているな』と思うとなおさら興奮しちゃうんですよ」

「じゃあ、のぞき専門なんですか？　自分で吸いたいとは思わないんですか？　赤ん坊に戻ったように」

「それは気持ち悪いんですよ。僕は巨乳フェチで、オッパイの大きい女の子は好きなんですけど、自分でどうこうというのはなくて、吸われているのを見ているのがいいんです。大人に吸われているのもそれなりに興奮しますけど、やっぱり赤ん坊のほうが貴重なだけに興奮度は抜群ですね」

しかしそれらは思い出話に過ぎない。現在では授乳鑑賞はほとんど不可能である。デパートにも病院にも授乳室が設けられ、男性は立ち入り禁止である。最低でも仕切りは用意されている。それでも強引に覗くのであれば、社会的制裁は覚悟しなければならない。以前のように単なる注意で済まされるのではなく、警備員などに取り押さえられ、警察に身柄を引き渡され、軽犯罪法違反で処罰されるのは目に見えている。

新井さんにはそれでも実行に踏み切る「勇気」はない。しかし性的嗜好は変更できないので、苦しみ悶えながら衝動を抑える「努力」を続けている。

「古き良き時代だなと思ってね。人前で授乳するのなんて不思議でも何でもなかったんですから。僕みたいな人間にとっては、天国でしたね。あと十五年ぐらい早く生まれていれば良かったのに……」

病弱な少年と母の愛

新井さんは、何人もの精神科医や臨床心理士を訪ね、悩みを打ち明け、治療を求めてきた。ある精神科医は「精神分析をやればおそらくいろんなことが出てくるだろうから、怖くて手がつけられない」と語った。またある臨床心理士は「犯罪だからやめなさい」と忠告するだけだった。「そういう症状を抱えながらも社会生活に適応していることがいちばん重要なことなので、治そうと考えなくてもいい」という慰め方をした精神科医もいた。

専門家からの治療が期待できないのだから、新井さんが途方に暮れるのは当然である。

「僕みたいな人間はけっこういると思うんです。デパートや病院に通っていたときも、何人か同じようなことをしている男はいましたよ。彼らも治療することには絶望しているでしょうね。異常な性犯罪で捕まった少年が精神科に送られてくるという話を聞いたこともありますけど、まあ、根本にある歪んだ性感覚を治すことなんて現代医学では無理でしょうから、性犯罪の少年たちも性欲との闘いに一生苦しみ続けるのでしょうね」

こういう話を聞いていると、奇異な性的嗜好に呪われた男たちの悲しき運命を感じないではいられない。そして、人間の苦悩というのは本当に多種多様なのだと改めて痛感させられる。性的嗜好ひとつ取ってみても無限大にあるのだろう。すべてを精神科医や心理学者に託すのは酷であろうが、やはり性的嗜好で苦しんでいる人々が存在する以上、詳細な研究・解消方法の確立になるべく早く取り組んでほしいものである。

新井さんはなぜ奇異な性的嗜好を持ってしまったのだろうか。真っ先に思い浮かぶのは生育歴との関係である。気になっている読者も多いことだろう。

私の聞き取りの範囲では、新井さんの生育歴は次のようなものだ。

新井さんは父親が地方銀行の行員、母親が専業主婦という典型的な中流家庭に育った。未熟児で生まれ、虚弱体質だったので、肺炎や小児結核やネフローゼなどで何度も入院をした。息子の体調が少しでも悪いと、母親は学校を休ませて病院に連れていった。

欠席が多かったので新井さんは授業についていけず、友達もできず、クラスで孤立していた。体育の時間はひとりだけ見学しているか、参加しても「のろま」と馬鹿にされた。女の子たちは彼をあざ笑い、席が隣になるのも係がいっしょになるのも露骨に嫌がった。彼にちょっとでも触れると病気に感染すると噂され、「ばい菌」というあだなを付けられた。男の子たちからは、恰好のいじめの標的にされた。殴る蹴る、服を脱がす、トイレに閉じ込める、万引を強制させるなどなど限度がなかった。

このときの心の傷は四十代半ばになるいまでも深く残っているという。

「いつか絶対に、あいつらに復讐してやりますよ。あのいじめのせいで、自尊心がズタズタにされて、生きていく気力も失せてしまったんですから」

こういう状況下で唯一の慰めと支えになったのは、母親の愛だった。母親は長男である新井さんを溺愛した。病弱に産んでしまったという負い目があったのかもしれない。新井さんが欲しがるものはどれほど高額でも買い与え、家庭では何ひとつ不自由な思いをさせないように母親は気づかっていた。成績が最低クラスでも、運動会で最下位になっても、母親は「いいわよ、いいわよ」と許した。重病で生死の境目をさまよったことのある息子に対して、とにかく生きていてくれればいいという心境だったのだろう。

息子を学校に行かせない理由は主に病気の治療であったが、その他にいじめから守るという理由、そして母親自身の淋しさを紛らわせるという理由があったようである。平日昼間に家にいるとき、母親と息子はいつでも濃密な時間を過していた。これといって特別なことがあったわけではないが、いっしょにテレビを見たり、本や漫画を読んだり、お茶を飲んだり、昼寝をしたりすることの中にもふたりしか知り得ない一体感があった。息子にとっては、母親という女性だけが真綿で自分を包み込んでくれる存在だった。その中では安心しきっていた。わがまま放題の「王様」になれた。

「母のおかげで僕は生きてこれたんですよ。こんな情けない息子でも受け入れてくれましたからね。たぶん母にも冷たくされていたら自殺していたと思いますよ」

父親は正反対に、新井さんに対して厳しかった。いじめられているのを知ると、「男らしく戦ってこい」と叱りつけた。「出来が悪い」長男を諦め、勉強も運動もできる次男を「俺の血筋だ」と可愛がった。当り前であるが、新井さんはぜんぜん父親になつかなかった。

しかも父親が母親に暴力をふるうのを何度も目撃した彼は、いつしか父親を憎悪するようになった。子ども心に「ママは早く、パパと別れればいいのに」と思っていた。実際、はっきりと母親に言ったこともあるが、「昔は離婚も考えたけど、もう諦めたわよ」というのが答えだった。新井さんはしばしば母親の顔や体に痛々しい痣《あざ》を見つけ、母親の人生を哀れみ、ますます母親の癒しの役目を意識した。

十六歳で性嗜好に目覚める

こういう母子密着関係が女性とのコミュニケーションスキルに影を落としたのだろうか。

新井さんは女性とは縁がないまま社会人になった。学生時代は男女共学校に通っていたので、いくらでも接触の機会はあったが、女性の前だとひどく緊張して、相手の目を見てきちんと会話することさえできなかった。「怖かった」という。小学生の頃から女の子たちに蔑まれてきて、「どうせ俺は馬鹿にされているんだ。相手にされないんだ」という被害者意識がこびりついていた。

女性とのコミュニケーション不全がある一方で、性的欲求のほうはかなり早熟であった。マスターベーションを始めたのは六歳のときだった。入院中に同室だった小学校上級生に「これやると気持ちいいよ」と勧められたのが最初だった。見よう見まねでペニスを擦っていると、たしかに気持ちが良くなり、それ以来やみつきになって毎日自慰行為をした。そのうちにゴミ箱で拾ったエロ本などをこっそり見ながらやるようになった。その頃には特に変わった妄想をしていた記憶はないという。

ところが十六歳のとき、駅の待合室で赤ん坊に乳を吸わせている女性の姿を見たとき、突然胸が高鳴るほどの興奮を覚え、痛くなるほどペニスが勃起した。それが忘れられなくて、授乳場面を意識して探すようになった。動物園や遊園地に行ったときはそこら中で目撃できたので、興奮しっぱなしだった。十代後半から早くも出歯亀の習性を身につけた。

「後ろめたさはありましたけど、やめなきゃいけないとまでは思いませんでした。当時は見たくなくても見えてしまうような時代でしたから。親戚のおばさんなんかも、僕の前で平気で授乳するんで、『ああ、女性というのはそういうものなんだ』と思っていたんです」

生身の女性に初めて触れたのは、二十三歳のときだった。友達に誘われてソープランドに行った。しかし熱心にサービスをされても、興奮はしないし勃起もしなかった。そのときは理由がわからず、「相手の女性に魅力がないからだ」と思うようにしていた。ソープ嬢からは「オナニーのしすぎじゃない？」と言われた。あまりに多く自慰行為をする男性は、現実のセックスでは弱くなると説明され、「そんなもんかな」と漠然と思っていた。

その後も何度かソープランドに行って試してみたが、事態は同じだった。もはや女性の魅力うんぬんではないと察して、ひどく落ち込んだ。

新井さんは臆することなく、それを母親に告白してアドバイスを求めた。

「芳ちゃん、そんなこと心配しなくていいのよ。男の人は弱いくらいでちょうどいいくらいなの」

母親はそう言うと、父親の非難を始めた。父親は性欲が旺盛で、母親が嫌がっても求めてくるので、それが悩みの種ということだった。「レイプみたいなこともあったのよ」とまで息子に告げた。新井さんは思わぬところで、ますます母親を哀れみ、父親を憎むように促されたのだった。

「私はマッチョな男性が嫌いなの」

女性との縁がないまま三十代後半に突入した新井さんであるが、結婚願望は強く抱いていた。結婚生活イコール幸福という短絡的な期待感だけではなく、母親を安心させたいという気持ちがあった。母親は口癖のように「早く孫が欲しい」と言っていた。そのたびに新井さんは、長男として何とかしてあげたいと思った。実家で飼っている犬を可愛がっている母親の姿を見ると、なんとも切なくなり、母親が元気なうちに孫をつくって喜ばせる使命感を感じた。大企業で海外駐在員をしている弟はまだ独身だったので、その点だけは兄として負けたくはなかった。

しかし自信はなかった。まず結婚を成し遂げるには妻子を養える経済的安定がなければいけないと思い込んでいた新井さんは、所得が低かったので、絶望的になった。

私大の夜間部を卒業してから中堅メーカーに就職したが、上司との人間関係でトラブルが生じて数年で退職した。その後も会社内でのいじめ、体調不良などの理由で何度も転職した。

社会生活に適応できないことのストレスで、しばしばノイローゼや不眠症になった。精神安定剤や入眠剤は手放せなくなった。「こんな状態で結婚して、妻子を食べさせていけるわけがない」と落ち込んだ。

それでも彼は執念深く結婚相手を探し続けた。結婚相談所は敷居が高くてプロフィールで蹴られてしまったが、個人情報誌の「恋人募集コーナー」は代金さえ払えばプロフィールを載せてくれるので根気よく続けた。当初は「たくましい男」「さわやかな男」を演出していたので返事は多かったが、実際に会ってしまうとふられてばかりだった。そこで開き直って見栄を張らず、自分のことを正直に書いた。さすがに授乳フェチについては触れなかったが、情緒的に不安定であること、仕事が冴えないこと、女性と縁がなかったことなどをありのままに告げた。そしてもちろん、「こういう僕だからこそ、人の痛みがわかるのです。こんな僕とおつきあいしませんか？」と売り込みも忘れなかった。すると一通だけ、「そういう男性を探していたのです」と手紙が来た。

さっそく返事を書いてデートの約束をした。彼女は新井さんと同年齢で、家事手伝い中ということだった。

「予想以上にきれいな女性だったのでびっくりしました。いつもだとガチガチに緊張して貝のようになってしまうのだけれど、不思議に彼女の前だと最初からリラックスできて、調子よくいろいろな話ができたんです。彼女のほうも同じだったみたいです。『私はマッチョな男性が嫌いなの。あなたみたいな人のほうが安心できる』と言っていました」

弱い男であることが功を奏したのだ。その後トントン拍子につきあいが進み、互いの両親にも紹介して承認をもらい、知り合って半年後に結婚した。

「結婚は最大の夢でしたから、ようやく叶ったと思いました。あの頃は幸せに対して何の疑いもなかったですね」

新婚当初は順風満帆だった。新妻は「あなたの給料だけでは心配だから」とパートで働き始めた。そのうえ家事にも熱心だった。新井さんにとっては女性に手料理をつくってもらい、ふたりだけで食事をするのは格別の思いだった。いつでも食欲旺盛なのでふくよかになり、会社では「幸せ太り」とからかわれた。精神安定剤や入眠剤などを服用しないで平気になった。

勃起不全から射精不全へ

ところが夫婦生活において最初の障害になったのはセックスだった。

新井さんは結婚前にＥＤの悩みを彼女に打ち明けていた。「セックスができないんじゃ、僕は結婚生活を幸せにする自信がない」とまで本音を語っていた。ＥＤは新井さんにとって結婚に際しての最大の悩みであったから、それはあながち大袈裟ではなかった。翻って、彼女のほうも性経験はなきに等しかった。

しかしそれでも彼女は、新井さんのＥＤの悩みを受け止め、自分なりに救おうとしたのだろう。つきあい始めて三カ月後のある晩、彼の部屋にいるとき、「ねえ、やってみたら」と彼女のほうから誘ったのだ。なかなか一歩を踏み出せなかった新井さんは、「うん、やってみる」と意を決した。すると意外にも、彼女の裸体を抱き締めると興奮し、むくむくと勃起したのだ。

「これはいけるぞってうれしかったですねえ。たぶん愛情が入っていたからだと思いますよ」

そして生まれて初めて、念願の挿入までこぎつけた。彼女は「あっ、入った！」と歓喜の声をあげた。新井さんもその瞬間は、至上の幸福感を味わった。が、それも束の間、新たな障害が浮上したのだ。何度も何度も激しいピストン運動を繰り返しても、射精するほどの高揚感を得られないのだった。とうとう体力の限界でギブアップした。

それ以来、毎晩のようにセックスをしたが、どうしても射精まで至らなかった。医者に相談すると、心因性の膣内射精不全と診断された。新井さんは愕然として肩を落とした。

「できないんですよ。透明な液みたいなのは出てくるんだけど……」

射精という達成感が得られないので、新井さんはセックスに別の「楽しみ」を見い出した。

「いかないから、逆にのべつくまなくやっていたんですよ。彼女のほうは満足しきって参っていましたね、もうたくさんっていう感じ。最初の頃は誘ってくれたけど、ほとんど求めてこなくなったです。でも僕は、無性にやりたくて。性欲を満たせないから、彼女の反応を見て面白がっていたんです。ちょっと深くインサートすると獣のような雄叫びが出てきて、目が釣り上がって悶えてね、ああいう感じが新鮮でしたね」

気の毒に。彼女もずいぶん苦しんだことだろう。最終的には新井さんは、膣内での射精を完全に諦めた。そして行為終了後、妻が寝静まってからマスターベーションに耽るようになった。

結婚後に封印した授乳フェチが蘇ってきたのだ。

かつて鑑賞した授乳シーンを思い出したり、マニア向けに販売されているビデオや写真を眺めたりした。効果は絶大で、かならず射精した。もはや抑制するのは不可能だった。

もちろんこれだけは決して妻に打ち明けなかった。彼が隠し続けた唯一のことだった。

「いくら僕の情けないところを受け入れてくれた彼女にだって、これだけは言えませんでしたよ。女性には絶対に許せないことなんじゃないですか。それに彼女は胸が小さいことにすごくコンプレックスを持っていたんで、巨乳が好きなことがばれたらまずいでしょ。自分が吸うのではなく、吸われるのを見ているのがいいんですけど、いずれにしろ彼女のオッパイはぜんぜんそれに値しないわけですから」

新井夫妻は、一年間で破局を迎えた。原因は、彼女が鬱病になって長期入院したのをきっかけに、互いに愛情が冷めているのを確認したのだという。

「結果論ですけど、結婚なんかしなければよかったんですよ。現実は厳しかったです。いま考えると、ままごと夫婦でしかなかったねえ」


「わからないまま抱えていくしかないんです」


有楽町・東京国際フォーラム内にある喫茶店は、ヨーロピアン調の豪華な雰囲気であった。そこで私は新井さんの授乳フェチの話を長々と聞いていたのだから、ときどきシュールな感覚に襲われた。

しかし、本当に世の中には、いろいろな人がいるものだ。周囲で澄ました顔してコーヒーを飲んでいる人たちも、ひと皮剥けば何が飛び出してくるかわからない。思わず「あの人は◯◯フェチかもね」などと妄想してしまった。新井さんだって外見だけで判断すれば、ごく普通のサラリーマンである。街のいたる所で見かけられる、疲労感を漂わせた中年男のひとりである。それが……。

「いまはどうやって、あっちのほうを処理しているんですか？」と私は訊いた。

「もう直接見るのは諦めちゃったので、育児雑誌に切り換えているんです」

「育児雑誌？　普通の母親向けのものですか？」

「ええ。母乳の与え方とか、オッパイのすべてとか、そういう記事があるわけです。いまはそういうのにも授乳の写真は出てこなくなっちゃったんだけど、古い雑誌をいっぱい保管してあるし。それから、十年前のテレビ番組の育児シリーズも母乳を与えるシーンがあって、それを録画したビデオを持っているんで、いまはだいたいそれらを見ながらオナニーしてるわけです。ときどき国会図書館に行って、古い雑誌の授乳写真を探してコピーしていますけど」

「努力しているんですねえ……」

「簡単な方法もありますよ、いまは。僕みたいなのが増えてきたからかもしれないけど、地下に潜って、母乳マニアっていうのが一般的になってきてて、オッパイを搾るシーンとか、子どもに乳を与えるシーンとか、それ専門のビデオ屋があるんですよ」

「母乳マニア専門の風俗店なんかもあるんですか？」

「あります、あります。僕が知っているのでは、鶯谷に一軒あります。母乳プレイっていって、自分が赤ちゃんの恰好をして、オムツまでつけるんですけど、それで本当の女性に母乳を飲ませてもらうコースがあるんです。だいたい一時間三万五千円くらいです。僕は情報だけで、実際に行ったことはありません。風俗は純粋なものを体験できないし、高いしね」

　そういうところに通う男たちの中には、かつての新井さんのように妻や恋人を持つ人も当然いるだろう。やはりノーマルなセックスのときは、勃起不全や射精不全に苛まれているのだろうか。本当の性癖を隠されているであろう女性たちは、どういう考えや感情を抱いているのだろうか。

ちなみに新井さんは、もはや生身の女性とセックスする気はないという。マスターベーションだけで十分満足しているそうだ。それにあいかわらず精神状態は悪くて、薬を大量に飲んでいるので、年齢と共に性欲が著しく低下してきている。したがって、勃起不全や射精不全という病気を解消する必要性をぜんぜん感じていない。

それはそれで本人の選択であるから、他人がとやかく言うことではない。性的幻想に浸りながら生きていくことが彼の本望なのだろう。

私はどうしても彼に訊きたいことを切り出せずにいた。

「いま、お母さんは元気ですか？」

「昨年から老人ホームにいるんです」

「そうですか。それは淋しいですね。恋しくて甘えたくなったりしないんですか？」

「いまはないです。物理的に会うのが不可能になったし、老人ホームに入ったことで吹っ切れましたよね。ほとんど親子間の連絡もないし。だから精神的には解放されて、結婚とか子供のことを考えなくても済むようになりました」

「そうですか……。授乳フェチに母親との関係が影響しているのかなと僕は思うんです。そういうわけじゃないんですか？」

「うーん、わかんないですね。でも、育児雑誌を見るんでも、やっぱり興奮の仕方が違うんです。お母さんが女の子に授乳する写真はあんまり興奮しないんです。男の子に授乳する写真がいちばん興奮する」

「それはやっぱり自分を投影しているんじゃないですか？」

「そうなのかなあ」

「母子相姦の経験はありますか？　なければ、願望があるとか？」。私はとうとうその質問をぶつけたが、あまりにストレートすぎた。

「あるわけないでしょ」と彼はあっさり否定した。「ただ、僕は母のオッパイを吸ったことがないんです。弟は母乳だったけど、僕の場合は母が体調崩したらしくて、全部人工栄養だったたんです。おそらくそれで育った影響があるのかもしれない。でも、そのくらいの人ならいくらでもいて、みんな授乳フェチになっているわけじゃないのだから、ぜんぜん決定的な原因にはなりませんよ」

「とにかく、わからないということですね」

「そうです。わからないまま抱えていくしかないんです。将来わかるかもしれないけど、その頃には僕は死んでますよ」

こみ上げてくる感情で胸が一杯になり、こう答えるのがやっとだった。

「死んでますね、私も」

解説5◎キーワード［パラフィリア（性嗜好障害）］……………

「正常」と「異常」の境界線

授乳シーンでしか興奮しないという新井さんのケースは、一般的には「変態」で片付けられてしまう。しかし医学的に見れば、「パラフィリア（paraphilia）」と呼ばれる、れっきとした病態に含まれるのだ。「パラフィリア」を語源的に解釈すると、〈para〉とは「偏奇」を意味し、〈philia〉とは「愛」を意味する。つまり「偏奇愛」が直訳であるが、医学的には「性嗜好障害」と訳されている。

精神科医の針間克己氏は、こう説明する。

「パラフィリアとは、性的興奮のために尋常でないイメージや行為が必要不可欠なことを言います。かつては『性倒錯（perversion）』という言葉が使われていましたが、『倒錯』とはより明確に言えば『根性がねじれ、まっとうな道から外れ、怪しい世界に入ってしまった』という意味ですから医学界では使用をやめています。医学用語に倫理的非難が込められているのはおかしいのです」

そもそも性行動の「正しさ」に絶対的な基準はない。たとえば、マスターベーションは私たちにとって「正常」であるが、文化や時代が変われば「異常」とみなされることもあるのだ。多種多様な性嗜好においても、「正常」と「異常」の境界線は極めて曖昧なのである。

針間氏は、パラフィリアの診断基準のひとつとして、「極端」という言葉を挙げた。

「たとえば、女湯を覗いてみたいという願望なら大多数の男は持っているでしょ。でも、実際に捕まるのを覚悟で覗いてしまうのは極端な人です。あるいは、女子高生に性的関心を持っても不思議ではないですけど、実際に交際もせずに、大枚をはたいてセーラー服やブルマーばかり集めていたら行き過ぎです。そういうようにパラフィリアは、通常の性行動と決して不連続ではないのですが、内容や対象が平均からひどく離れていて極端なのです」

なるほど、そう考えると、新井さんの性嗜好に多少の親近感は湧いてくるのではないだろうか。いくら赤ん坊に授乳するためとはいえ、乳房を出している若い女性の姿を偶然に見かければ、多くの男は「ちょっと得した」くらいにエロチックな気分になるだろう。それは異常なことではない。しかし、もし意図的にそれを探し回り、目の前で自慰行為に耽り、家に帰ってからも思い出しているのであれば、まさしく極端な行為である。すなわち、パラフィリアの仲間入りだ。

この種類は数限りなくある。人間を対象としたものでは、相手に苦痛や恥辱を与えるのを好むのが「性的サディズム」、自分自身が苦痛や恥辱を受けるのを好むのが「性的マゾヒズム」

（SM）である。子どもを対象としていれば「小児性愛」（ロリコン）である。車内で女性の体に触ったり自分の性器をこすりつけたりするのは「窃触症」（痴漢）、性器を見せたがるのは「露出症」、女湯などを覗き見るのは「窃視症」である。また、人間ではないものを対象としたものでは、下着や装身具を対象とした「フェティシズム」、異性装をすると興奮する「トランスベスタイト」がある。軍服を着たり赤ちゃんの恰好をしたりすることで性的に興奮するケースもある。さらには、動物愛、死体愛、糞便愛、小便愛などなど、いくらでもある。

極端ではないあなたも、ひとつくらいは、ほんの少しの願望や欲求や衝動があるのではないだろうか？　私はもちろん、ある。行動には出ていないが、願望を抱いていることは、断固としてある。でも、親が悲しむので、言うのは控えたい。あしからず。

原因解明と治療は難しい

さて、パラフィリアの実態は以上の通りであるが、ここから問題はふたつある。

まず第一は、パラフィリアの原因である。これは新井さんが何人もの精神科医や心理学者を訪ね歩いても明確な答えが得られなかったように、現代科学では原因解明ができないのが実状である。新井さんの告白を受けて、私は母親との関係性を念頭に置いて書いたが、科学的な原因となるとまた別な話だ。いまのところ、誰にもわからないのである。

第二に、パラフィリアの治療である。原因がわからないのだから、当然、治療は至極困難である。

針間氏によれば、パラフィリアの治療法には大きく分けて「ソフト路線」と「ハード路線」のふたつがあるという。「ソフト路線」は、患者本人が普通の交際やセックスができるように精神療法をしていく方法である。会話練習、デート技術の助言、セックス・セラピーなどが含まれる。「ハード路線」とは、薬物療法などで性欲を抑える方法である。これは特に、レイプや痴漢などの性犯罪に結びつくのを防止するのに有効である。

パラフィリアによる性犯罪は再犯率が高いので、アメリカなどでは判決で薬物を常時接種するのを義務づけることもある。行動療法などによるパラフィリアの治療を積極的に実施している刑務所もあるほどだ。

私はアメリカのドキュメンタリー番組で、刑務所内での治療を見たことがある。レイプ犯の男が椅子に縛り付けられる。ペニスには勃起反応がわかるセンサーをつけられる。鼻孔に管を入れられ、体の各所にテープが巻かれる。そして男の目前のテレビで、レイプシーンのビデオが流される。男は興奮する。ブースの中でその様子を観察していた人たちがすかさずボタンを押す。鼻孔の管からアンモニアを嗅がせ、体の各所に電気ショックを与える。男は呻いたり叫んだりしながら、その苦痛に耐え続けるのである。

これは拷問ではない。受刑者の同意のもとで実施している行動療法の一種である。「パブロフの犬」のようなものだ。その男性にレイプ衝動が起きると、アンモニアの臭いや電気ショックの痛みを思い出して、自動的に衝動が抑えられるという効果を狙っているらしかった。他にもいくつか厳しい治療があったが、それらを長年行っていると、確かに彼のパラフィリアは解消されていった（というストーリーとして制作されていた。無論、出所後の追跡調査はなかった）。

性嗜好の自己決定権を尊重する

本人が納得しているのならば、性犯罪を二度と繰り返さないために、これくらいの試練はあってもいいと私は思う。しかし問題なのは、直接的に人を傷つけたり迷惑をかけたりしない、極めて平和的なパラフィリアである。たとえば使用済みパンティーのコレクターであっても金銭で購入しているのであればお咎めを受ける筋合いはない。SMプレイにしても当人たちが合意して楽しんでいるのであれば第三者が口出しすることではない。女装だって、たとえ傍目には気色悪いにしても、本人の満足感を何より優先するべきだ（失礼、もちろん美人もいる）。このような性嗜好を治療の対象にするのは疑問だ。

針間氏はその点について、こう語る。

「治療するかどうかは、本人が決めることです。DSM-Ⅳ（精神疾患の診断統計マニュアル）という診断基準では、疾患となるための条件として、『本人が困っている』というのがあるんです。つまり、本人が困っていて初めて病気扱いされるのです。私は楽しんでいる人を治療しようとは思わないし、第一、楽しんでいれば治療には来ないですよ」

　また、駒込神経クリニック院長の斉藤陽一氏の意見はこうだ。

「私は程度問題だと思うのです。まったく治せない段階まで入っている人に治療を強制するのはやめたほうがいいでしょう。やはり本人の幸せということを基本に考えていくべきです。最近の医学では、患者の嗜好に合わせるようになって、そのためには手術も施してあげようという傾向になっています。ただ軽い場合は、むしろ治すほうがいいのですよ。性嗜好がだんだん特殊になれば、相手を探すのも困難ですから、あまり特殊化しないほうがいいでしょう」

　楽しみも苦しみもある場合はなかなか決断しにくいだろうが、いずれにしろ医学界においては、性嗜好の自己決定権は尊重されているようだ。しかしいくら本人がよくても、妻が嫌がっているとなると、これもまたやっかいだ。


妻のセクシャル・ライツを侵害するな！

　パラフィリアの男性の中には、妻との「普通のセックス」をできる人もいるが、ぜんぜんできない人もいる。問題なのは後者だ。妻にとっては性不全でしかない。夫のほうは決して自らの性嗜好を妻に明かさず、他の場所で他の相手と性欲を満たしているのだからフェアではない。以前、女装愛好者を取材したとき、そういう人たちが何人かいた。結婚して五年にもなるのに、一度もセックスしていないという人もいた。「求められたら、手で適当に済ませている」と軽く言うので驚いた。自宅以外に女装部屋を借りていて、そちらでいろいろと楽しんでいるという。おそらく妻のほうはセックスレスを深刻に悩んでいるのだろう。新井さんの場合は、妻との「普通のセックス」で挿入はできたが、射精までの満足感が得られず、やはり性的な不一致は否めなかった。これも妻は「なぜ!?」と考え込んでいたかもしれない。お気の毒である。

「性嗜好を強要することも、隠していてセックスしないことも、妻のセクシャル・ライツ（セックスを求める夫婦相互の権利）を侵害していることになります。まず話し合って、理解を求めることが大事です」と、針間氏はいう。ちなみに、セックスの最中に妻に靴をはかせることを強要していた「靴フェチ」の男性が離婚訴訟で破れたという判例もあるそうだ。パラフィリアの受難は続く……。

ケース6　セックスなんてぜんぜん必要ない……けんちゃんとうらんちゃんの場合

ラッキーな出会い

たとえＥＤであってもぜんぜん悩まず、むしろ「それでもけっこう」と開き直っている男性も、この広い世の中には存在するのではないだろうか。ＥＤは放置しておいて命を落とす病気ではない。悩みすぎて鬱病などになれば自殺の危険性さえ出てくるが、悩んでいなければ平然と暮らしていける。それは本人の受けとり方次第だ。セックスをしなければ、相手に不満を与えることもない。

ＥＤの取材を始める前にそういう漠然とした考えを抱いていた。担当編集者の徳永さんとも冗談まじりに「そんな人がいたら、面白いですね」などと話していた。ＥＤの男性は誰でもうじうじと悩んでいるという固定観念をもし打ち破れるのなら、ライターとしては非常にやりがいがある。しかし内心では自信があろうはずがなかった。そういう人が現実にいるという手掛かりもなかったし、実際にいたとしても出会えて話が聞けるとはまるで思えなかった。

しかし、出会えたのである。しかもインタビューに応じてもらうこともできた。なんという幸運！　熱心に探し当てたのではなく、偶然の力に助けられたのだ。

ある雑誌の編集者と飲んでいたとき、「いま風俗嬢の子に連載を頼んでいてねえ。その子、すっごく話が面白いんだよ。めちゃくちゃかわいいしね。これから会うんだけど、いっしょに来る？」と言われ、私はちょっとミーハー気分を出して待ち合わせのバーまで付いていった。その風俗嬢の名は、祐天寺うらん。新宿の性感ヘルスで働いている彼女は、風俗界では有名なアイドルで、いくつかの男性誌に連載を持つほどコラムニストとしても売れっ子である。

世間知らずの私はそれまで彼女の存在を知らなかったのだが、たしかに彼女の話は（オジサンとしては）目からうろこの連続だったし、もちろんルックスも魅力的だったので、初対面で彼女の人気に納得してしまった。

彼女の詳しい話については後述するが、とにかくそのときの大収穫は、一にも二にも、彼女の元恋人がＥＤであり、ぜんぜん悩んでいないという話をたまたま耳にしたことなのである。私の心は躍った。血が騒いだ。「ぜ、ぜひ、紹介して！」と情熱を込めて頼んだ。うらんちゃんは「はい、いいですよ」と素直に答えて、その場で携帯電話で連絡を取り、「あのね、いまいっしょに飲んでいるライターさんが、けんちゃんの話をぜひ聞きたいって。どう？」と交渉してくれた。そして電話を切ると、「いつでもいいと言っていますよ。豊田さんの都合に合わせるそうです」。うらんちゃんは淡々としていた。そんな話のどこが面白いんだろうと思っていたのかもしれない。私だけが「ラッキー！」と舞いあがって浮いていた。

そしていざ、インタビューの日が来た。うらんちゃんといっしょに新宿の喫茶店にあらわれたけんちゃんは、毛糸の帽子を被り、古着のようなジャンパーとだぶだぶのズボンを着込んだチーマー風であった。顔つきは童顔であるが、妙に貫禄が感じられ、特に目付きが鋭かった。視線が合うと、互いに「どうも」と頭を下げ、なんとなく緊張感が漂った。

最初にけんちゃんの職業を聞いてドキッとした。なんと私の同業者だったのである。「寺田伊織」というペンネームで書いているという。しかも私と同年代であるから、ライバル関係であってもおかしくない。しかし唯一ホッとしたのは、分野がぜんぜん違うことだった。けんちゃんはアダルトビデオの解説文などを書く「ＡＶライター」であった（本人は「ＡＶ解説家」と名乗っている）。

生身の裸なんて興奮しない

けんちゃんのＥＤの特質は、好みの女性には普通に興奮して勃起するが、彼女が脱いだ途端にペニスが萎えてしまうのだという。緊張感からそうなるのではなく、単純に生身の女性の裸に対して性的欲求が湧かないそうなのだ。

しかしブラウン管の中の女性の裸であるなら別だ。ＡＶビデオを観ながらのマスターベーションなら、「やろうと思えば一日十回でもできる」という。三十五歳にして一日十回のマスターベーションとは凄い。基本的に性欲過多らしいのだが、しかしその嗜好がビデオに向けられているのである。

「たとえば風俗の体験取材というのにたまに行かせてもらうんですよ。編集長から『君の好みの子がいる店でいいよ』と言われて、こっちもせっかくだから一所懸命選ぶじゃないですか。『この子かわいいな』と、もう、写真とか見てるだけで興奮するじゃないですか。で、本人に会っても、『あっ、ほんと、かわいいじゃん』と思うじゃないですか。でもいざ、その子が裸になって、ベッドに横たわって、脚開くともう……」

「萎えちゃうんですか？」

「そう、とたんにダメになっちゃう。たとえば生身の乳房を見ても単に肉が盛り上がっているくらいのもの、性器を見ても皮膚が変型しているくらいのものとしか感じないんで……」

私は思わず吹き出した。「まあ、そう言われてしまえばそうですけど、でも、普通はそれにこそエロスを感じるものなんですけどねえ」

「エロス？　ない、ない、生身の女性には。僕がそれをいちばん感じるのは、ＡＶの『極薄ビデオ』ですね。裏ビデオはそのまま見えちゃうからダメなんですよ。でも、普通のレンタルビデオだとモザイクがでかすぎてわからない。市販専門のインディーズ作品なら、モザイクが細かくて薄いから、『あ、見えてるぞ、おまえ』っていう悦びを感じていちばんなんです」

「ふーん……」

私も人並みにアダルトビデオにお世話になってきたので、モザイクに対する感覚はよくわかる。大きくて濃いのは白けるし、かといって無修正になると刺激が強すぎる。「極薄」というのはたしかに最もエロチックだ。非常に微妙な感覚なのだ。

しかしそれはそれで納得するとしても、それによって生身の女性に興味が湧かなくなるとはいったいどういうことなのだろうか。私にはその感覚がまったくない。どちらかといえば、性的欲求としては、生身の女性のほうがいい。

私の感覚はごく平凡だろう。つまらないと言えばつまらない。なんだか、こういうことにコンプレックスを持ってしまうのは、私だけであろうか。それに比べてオナニストのけんちゃんは、なんと自信に満ち溢れていることか。

「セックスがないほうがありがたい。だってしたくないし。『あなた、三十五にもなってまだ結婚しないの』とか言われるけど、『ぜんぜん結婚したくないから』と言い返すのと同じ感覚で、ぜんぜんエッチしたくないからね。だからセックスしなくてよくて、ＡＶでオナニーができる生活がこれからも続いてほしい」

一日十五本のアダルトビデオ

けんちゃんのアダルトビデオに対する情熱（愛情？）は、やはり尋常ではない。その倉庫のためだけにわざわざ家賃七万円のワンフロアを借りているのだ。トイレ、バスルーム、キッチンにもビデオが山積みになっていて、部屋の真ん中にひとりだけ座れるスペースを確保している。「おんぼろだから、床が抜けるのが心配」と真顔で話していた。自宅兼仕事場として家賃十三万円の二DKを別に借りているが、そちらのほうもビデオで埋まりつつあると豪語していた。

地方出身のけんちゃんが高卒後に上京してきたのは、デザインの専門学校に通うという目的の他に、ひとり暮らしをすれば親に気兼ねなく思う存分アダルトビデオを鑑賞できるからだった。毎日十五本くらいずつレンタルで借りて、ときには学校を休むほど熱中して観ていた。しかしいくら安いレンタル料金とはいえ、それだけ大量になると経済的に支障が出てきて、ときどき食事を抜いてまで借りていた。

ところがそんなとき、救いの手が差し伸べられた。成人誌の発行元の出版社でイラストの仕事を始めてから、すべて無料で好きなだけアダルトビデオが観られるようになったのだ。売り込みのために新作がどんどん送られてくるので、編集部の棚にはいつでもずらっとビデオが並べられていた。けんちゃんは顔を出すたびにそれを全部借りていった。自転車の前後に約五十本ほど積んで、片道約一時間の道のりを週四日くらい通い、それを一年以上続けた。

そのうちに編集長から「そんなに好きだったら、AVライターやってみろ」と声がかかった。けんちゃんとすれば願ったり叶ったりで、情熱をうんと込めてお気に入りビデオの紹介を始めた。自分の鑑識眼には自信があったので、好きなことを書きまくった。するとそれが好評を博し、次々と仕事が舞い込んできた。新作も彼の元に送られてくるようになった。多いときは一カ月で三、四百本もあった。

「僕としたら趣味と実益を兼ねた最高の仕事ですね。この分野だったら、誰よりも面白い記事が書けるという自信はあります。僕ぐらい情熱を持ってＡＶを観ている奴はそういないでしょうしね」

これほど目が肥えたけんちゃんであるから当然、独自の制作アイデアがいろいろと浮かび、近い将来のＡＶ監督デビューを虎視眈々と狙っているらしい。

右手の力に勝るものなし

しかし、けんちゃんの生い立ちを聞いていくと、人並みにセックスへの憧れを抱いていた時期があったようだ。オナニストとしての自尊心を最初から持っていたわけではなかった。

けんちゃんの初体験は十九歳のときだった。高校時代のクラスメイトの女の子と東京で再会し、何度かデートをしてから自分の部屋でセックスした。年頃の男の子らしく常日頃から「やってみたい」という衝動に駆られていたし、相手の女の子には高校の頃から惚れていたので、まさに至福の瞬間になるはずだった。ところがキスをして、ペッティングをして、さていよいよ……というとき、ほとんど挿入できないほどペニスは萎えていた。進行するにつれ、興奮がどんどん冷めてきたのだ。

「僕の中で、『なんだ、こんなもんか』という失望感が湧きあがってきたんですよ。でも、相手がいるんだから、『ちゃんとやらなきゃ』と思い直すんだけど、白けた気持ちは消せなくて……」

それでも男としてのメンツを潰したくないので粘っていたとき、ある手段をとっさに思い付いた。「ちょっと待ってね」と中断してトイレに行き、こっそりとお気に入りのポルノ写真や成人コミックを持ち込んで、「興奮しろ、興奮しろ、がんばれ、がんばれ」と股間を刺激した。もちろんビデオのほうが威力を発揮するのだが、写真や漫画で我慢してなんとか復活させると、急いでベッドに戻って再開した。しかしやはり生身を前にすると、ふにゃふにゃと縮んでしまった。仕方なく代わりに指を突っ込んだ。「痛い！」と彼女が声をあげると、けんちゃんは「あっそう、痛いんじゃ、もうやめたほうがいいよ」と一息ついた。それによってセックスをやめる口実ができたので安堵したのだ。

彼女のほうが悪いわけではないと承知していたが、けんちゃんは素直に謝れなかった。逆に「情けない」とか「不能」とか馬鹿にされるのが怖くてびくびくしていた。彼女は露骨には非難しなかったが、それ以来明らかに冷たくなった。互いに気まずくなり、連絡も途絶えがちになって、いつのまにか自然消滅した。

「やっぱりセックスに対する妄想が強すぎたんですよ。女の子とエッチすることは、なんか自分が四次元の世界に行くような、めくるめく快感の嵐で虹色のオーラに包み込まれるようなイメージがあったんですよ。覚醒剤とかやると瞬間的に人生バラ色になるという思い込みがあるじゃないですか。それと同じ感覚だと思うんですよ。ガキの頃にはエッチマンガやエロ小説を読み耽って、レンタルビデオが普及してからはＡＶを観まくって、もう妄想が限りなく膨らんでいましたからね。それでやりたくてやりたくて悶々としていて、ようやくチャンスがめぐって来て爆発しそうになったときに、『あれっ、こんなもん⁉』と現実がすごく色褪せて見えちゃったわけですよ」

それでもしばらくの間、けんちゃんは現実にこだわった。「こんなはずじゃない」という諦めきれない思いと「この子のためにエッチしなきゃ」という義務感のような強迫観念に押されて、何人かの女性とセックスを試みた。しかし結果は同じだった。挿入の直前に中座して、トイレの中で写真や漫画を見ながらペニスを再生させる方法も繰り返したが、一度として成功しなかった。ビデオの画像を流しながらセックスする方法も考えたが、「ビデオに頼っているなんて、カッコ悪い男」と思われるのが怖くて実行できなかった。逆にビデオ鑑賞の禁止を自分に課したこともあった。デートの数日前からいっさいビデオを観ず、現実離れした妄想もしないよう努力した。しかしまるで禁断症状のように苦しくなり、実際の効果もなかった。

そのうちにけんちゃんは、自分自身からセックスを求める気持ちを払拭した。相手の女性が求めている素振りを見せると、なんやかんや理由をでっちあげて誤魔化した。いちばん多く使った手は、酒を飲むことだった。飲みたくないときでも、彼女の前でわざと大量に酒を飲み、セックスの最中にペニスが萎えると、「あっ、飲みすぎちゃった」と言いわけした。しかしいつまでも誤魔化せるわけがない。ＥＤがばれるのを恐れて、その前に彼のほうから離れていった。

「あのとき悟ったのは、やっぱり右手の力に勝るものはないということですね。オナニーだけで生きていけたら、こんな楽で幸せなことはないと。もう現実のセックスなんかこりごりでした。できないことを隠し続けることの苦しさからも早く解放されたくて……。でも、当時はそれが素直にできなかったんです。僕はカッコつけの見栄っ張りだったから、『彼女もいない淋しい自分』を許せなくて、それで彼女をつくるのをやめられなかったんだけど、セックスのプレッシャーはそろそろ限界に来たという感じでしたねえ」

そんなとき出会ったのが、うらんちゃんだった。


「セックスしてくれないと納得できない」


「けんちゃん、俺の知り合いの風俗やっている女の子に絵を教えてやってくんない？」と編集者から頼まれたのが馴れ初めだった。イラストレーターでもあるけんちゃんは、「風俗嬢に真面目に絵を教える」という貴重な体験にワクワクしながらも、「エッチになったら面倒だな」と一抹の不安を感じた。待ち合わせのレストランに颯爽とあらわれたうらんちゃんを一目見て、「わっー、かわいいじゃん」とけんちゃんは喜んだ。久しぶりに「この子となら、エッチしてみたいなあ」という気分になったが、悲惨な結果が見えていたので胸のうちに押しとどめた。

ところが、うらんちゃんのほうが積極的だった。毎日のように電話をかけてきて、会ってほしいと誘いをかけた。けんちゃんはあまり気乗りしなかったが、頼みごとをされると断われない性格だったので、しぶしぶ買物や食事につきあった。

そしてある日、「けんちゃん、わたし、彼女にしてほしい」とうらんちゃんのほうからプロポーズした。「う、うん」と承諾したものの、けんちゃんの頭の中にはセックスの心配事がぐるぐると渦巻いていた。

案の定、うらんちゃんと初めてそうなったとき、けんちゃんは興奮も勃起もしなかった。うらんちゃんが性感マッサージ店で磨きをかけたテクニックをフル活用しても、立たないものは立たなかった。

またしても、けんちゃんの偽装工作が始まった。「飲みすぎた」「仕事で疲れた」と言いわけを続けて、「明日するから」「来週は絶対だから」と先延ばし先延ばしにした。うらんちゃんには、それが嘘だとわかっていた。怒ったり罵ったりすることはなかったが、「もう待つのは嫌だ、いまやってほしい」とはっきり伝えた。するとけんちゃんは、しょんぼりと黙り込んでしまった。

うらんちゃんは、こう言う。

「わたし、男の人の言葉をあまり信じられないの。『君が好きだ』って言われても、『ほんとはどうだ？』っていうのが強くて、セックスしてくれないとわからない。納得できない。わたしのことを本当は嫌いだと思っている人なら、セックスできないじゃないですか。立たないじゃないですか。目で確認できるから、それさえあればオーケーなんだけど、ないから、信じられなくてイライラした」

実はけんちゃんとしたら、それとは逆の方向へ進んでいた。肉体的には結ばれなくても、精神的にはうらんちゃんにますます惹かれていたのだ。

カッコつけない本当の自分

まず、けんちゃんが最初にびっくりしたのは、うらんちゃんの歯に衣着せない物言いだった。彼女のほうから告白したものの、まったくへりくだることなく、恋人に対して言いたいことを言い続けた。それがけんちゃんには新鮮だった。

「カッコつけすぎなんじゃない」。これが最も多くて、最も響いた言葉だった。当初けんちゃんは、「えっ!?」と戸惑った。カッコつけることは、彼にとっては当り前のことであり、生活の大半を占めていたからだ。

デザイン学校に通っていたくらいだから服装にはことのほか気をつかった。髪形も流行に従っていた。授業に遅刻してでも髪形をドライヤーで整えてから家を出た。会話のために最新の音楽や映画の情報を仕入れるのはもちろんのこと、細かいところでは、カッコいい脚の組み方とかコーヒーの飲み方とか頬杖をつくポーズとかまで研究していた。カップルが多い映画館やデパートなどにひとりで行くのはプライドが許さないので、その体裁のためだけに彼女をつくった。

自分がＡＶマニアであり、ＡＶライターまでやっていることなど決して口外しなかった。本当の生き甲斐はそれなのに、他人にマイナスイメージを持たれないために隠し続けた。常に「あの人、カッコいい！」と思われていたかった。そして自分がカッコつけていることを他人に悟られているとは夢にも思わなかった。

しかし、うらんちゃんに初めて、その本性を鋭く見抜かれた。

ある日レストランで食事をしているとき、熱心に話しているけんちゃんに対して、うらんちゃんはそっぽを向いた。

「なんだよ、ボクの話、聞いているの？」

「聞いてるよ」

「じゃあ、ボクの顔を見てよ」

「やだよー」

「なんで？」

「カッコつけてるから」

「どこが？」

「話も全部、わたしが気に入るようなこととか、カッコいいと思われるようなこと言ったりとか、気持ち悪くて。それに前から言おうと思っていたんだけど、そのペンダント、やめたほうがいいんじゃない。ダサイよ」

「これ、そ、そうかなあ、カッコ悪いかな」

「うん、やめたら顔を見てあげる」

「やめればいいんだろ、やめれば」

「そう、そう、素直にね」

けんちゃんがペンダントを外すと、うらんちゃんはようやく顔を見て、にこりと笑った。

いつでもこんな調子だった。けんちゃんは我慢できずに怒るときもあった。それでもうらんちゃんは絶対に引かなかった。そしていつも折れるのは、けんちゃんだった。

「カッコつけてるのを見ていると、可哀想になっちゃう。本当はそういう人じゃないはずなのに、自分じゃわかっていないから、元のいいところを引き出してあげたいと思ったの。わたし、好きになったくらいだから、本当の魅力はすごいと思っていたから」

戸惑ったり怒ったりしながらも、けんちゃん自身も少しずつ、うらんちゃんの指摘を受け入れ始めていた。

「いままで僕はカッコつけないと馬鹿にされるんじゃないかと思って、本当はすごくめんどくさいのに、かなり無理してきたんだけど、うらんちゃんの前ではカッコつけなくてもいいかなと思い始めたんですよ。そこからわりと、自然にやりたいようにやったら、うらんちゃんが『けんちゃん、それいいね』って言ってくれるから、どんどん自分が好きなことやるのが楽になってきたんですねえ。堂々とＡＶ解説家と名乗れるようになったし、服も流行じゃなくて自分の本当の好みで選ぶようになったし……」

もはやうらんちゃんは、なくてはならない存在だった。けんちゃんは、セックスがなくても彼女を愛していけると思った。しかし皮肉なことにうらんちゃんは、愛があってもセックスがないことに耐えられなくなっていた。「エッチしなくちゃ生きていけない」とまで思い詰めていた。

「犬ごっこ」の記憶

うらんちゃんにとってセックスは、単に性欲を満たすことではなく、自分を支えるほど大切なことだった。それによって救われたといっても過言ではなかった。

「エッチそのものが好きというより、わたしとエッチして男の人が悦んでくれるのを見るのが好きなの。それで自分の価値を感じられるから……。それだけがわたしの価値だと思ってきたから……」

自分の価値——それがわからなかったときは地獄だった。家庭でも学校でもまったく存在感がない子どもだった。優等生だった姉と妹にはさまれ、親からはほとんど注目されなかった。なにか自己主張をしようとすると、「何を言ってるの！」「おまえは黙っていなさい！」と頭ごなしに否定された。「だめな子」「暗い子」「変な子」というのがうらんちゃんへの親の評価だった。「それがわたしの担当だった」と彼女はいう。華やかな姉と妹を引き立たせるために自分は生まれてきたと思っていた。近所で評判の「美人三姉妹」であったが、姉や妹と比較されれば、常に「ブス」「デブ」とおとしめられた。

忘れられないのは「犬ごっこ」の記憶だった。小学生のとき、ときどき家の中でその遊びをした。うらんちゃんはいつも犬の役だった。首輪をつけて四つ足で家中を歩き回った。平皿に口をつけて牛乳を飲んだ。首輪のひもを握りながら犬にいろいろと命令をする飼主役は、いつも妹だった。その関係性が家の中では普通だったので、うらんちゃんにとっても違和感はなかった。ところがある日、リビングルームで「犬ごっこ」をしていたら、近所の人とお茶を飲んでいた母親がうらんちゃんを見詰めて、「なんでこんな子になっちゃったのかねえ」と呟いた。何事もなかったかのようにうらんちゃんは犬役を続けていたが、内心は辛くて辛くて、涙があふれて絨毯にしたたり落ちた。妹はびっくりして「ごめんね、ごめんね」と謝ったが、「やめたい」という気持ちを素直に言えず、「なんでもない、もっとやろうよ」とうらんちゃんは犬役を演じ続けた。

学校でもいつもひとりぼっちだった。おとなしすぎて、まるで目立たない生徒だった。休み時間でも机の前から離れず、うつむいてノートに落書きをしていた。学校には行きたくなかったが、休みが多いと目立ってしまうので、怖くて休めなかった。同級生から「おはよう」と声をかけられれば「あっ、おはよう」と小声で言い返せたが、自分からは挨拶ができなかった。

挨拶をして無視されるのが怖かった。

　教師に対しても同じだった。授業中に当てられて、たとえ正しい回答を自分でわかっていても黙っていた。否定されるかもしれないという不安や大勢の前で声を出さねばならない恥ずかしさで極度に緊張した。

「あの頃は、もうどん底。自分は世界でいちばんダメな、いちばん下の人間だと思っていた。かならず否定されるから、何も言っちゃいけないと思っていて、本当の気持ちを隠して隠して暗ーくしていて、そのうちに隠しているのも辛くなって、だから何も思わないようになって……。自分の存在を消したいとばっかり思っていたの。でも、自殺ってめんどくさいし痛そうだから、それをやるような力も余っていなくて、毎晩寝るときに、『お願いだから、このままずっと目覚めないで！』って思うのがやっとだった」

初恋と性の目覚め

　高校を中退し、フリーターをしていた十八歳のとき、初めて彼氏をつくった。バイト先の飲み会で知り合った大学生だった。ぜんぜん好みのタイプではなかったが、「名前はなんていうの？」「趣味は何なの？」「音楽は何が好き？」などと熱心に話しかけてくるので、うらんちゃんは初対面で彼に惚れてしまった。「生まれて初めてまともにしゃべってくれる感じがした」という。その晩、誘われるままに彼の家に付いていった。そのときが初体験だった。彼のほうは経験豊富だったらしく、うまくリードしてくれた。「最初ちょっと痛いくらいで、あとはすごく気持ちよかった」という。その晩だけで八回もやった。

「あのとき、彼がすごく誉めてくれたの、『こんなセックスしたことない、最高だ』って。エッチすれば男の人は悦んでくれて、優しくしてくれるって覚えたの。これがわたしの価値なんだと思った。それから調子こいて、何でもしてあげた。たとえばフェラチオを初めてやったんだけど、『さっきよりうまくなったよ』と誉められるのがうれしくて何回もしてあげた。『世界一うまくなるぞ』って本気で思ったもん」

それからも彼に頼まれれば、どんなプレイでも受け入れた。彼のセックスはマニアックで、どんどん要求がエスカレートした。アナルプレイ、SMプレイ、野外プレイ、ビデオ撮影……。彼はポルノ雑誌やアダルトビデオで覚えたことをそのまま試しているようだった。毎日メニューを変えて三回はプレイをし、そのうちの一回はかならず口内射精であった。うらんちゃんは彼に悦んでほしくて、嫌われたくなくて、一度も断わらなかった。

ただ彼は、肉体的にだけうらんちゃんを利用しているのではなかった。本気で惚れ込んだらしく、「結婚してほしい」とプロポーズした。うらんちゃんも本気だったので「いいよ」と即答した。「一生にこの人しかいない」と思い込んでいた。

お互いの両親に紹介した。うらんちゃんの両親は即座に賛成したが、彼の両親は「うちの嫁は中卒には勤まらん」と難色を示して、うらんちゃんが大学を卒業したら許可するという条件を出した。うらんちゃんの実家が裕福でないのを見越して、学費の援助まで約束した。うらんちゃんは期待に応えるために大検合格をめざして勉強を始めた。ところがこの頃から、気分が冴えなくなってきた。勉強が辛いということより、「このままこんなふうに縛られていくのかなあ」という不安が強くなってきたのだ。

しかも彼は家庭教師をしてくれる優しい面もあったが、うらんちゃんを管理しようとする傾向がますます激しくなってきた。服装や化粧の仕方まで口うるさかった。彼の母親もなにかと干渉してきた。「短大で裁縫を勉強しなさい」「料理を勉強しなさい」と顔を合わせるたびに言われた。大学で美術を勉強したいというと、「そんなの主婦には必要ないわ」と一蹴された。

彼の実家の堅苦しさは尋常ではなかった。父親は弁護士、ふたりの兄は銀行員（彼も銀行員志望）で、父親に対して母親や息子たちが敬語を使っていた。「やっぱり、絶対に無理。わたしは『おしん』になれない」とうらんちゃんは諦め始めた。

交際二年目に決心して、「別れたい」と彼に切り出した。彼は「絶対に嫌だ！」と泣き叫んだ。うらんちゃんが強引に別れると、彼は毎日のようにうらんちゃんの実家の前に車を停めて監視を始めた。電話もかかってきた。「今日は何をしてたんだ？」「家にいたよ」「嘘だ、自転車なかったぞ！」……。ある日、バイト先で知り合った男友達とコンビニにいるところを彼に見つかってしまい、物凄い剣幕で追いかけられた。「いつか殺されるかも」という恐怖を抱くようになり、実家を出て彼から身を隠すことに決めた。

「でも、その頃、わたしは自分に自信を持てなかったから、そんなに好きになってくれている彼に悪いことをしているという罪悪感もあったの。それでかなり荒れて、投げやりになっていた。ひとり暮らしをするお金も欲しかったし、それならもう風俗しかないって感じだった」

風俗嬢としての「自分の価値」

池袋のイメージクラブに入店した。店長とは面接後に寝た。男から優しさを得るために、ここでもセックスを最大限に使った。店長はうらんちゃんを気に入り、自宅に同居させた。用心棒付きの隠れ家ができたのでストーカーの心配はなくなった。

しかしその男も、うらんちゃんを徹底的に管理した。店の宣伝のために彼女の許可もなく取材を引き受けたり、給料をほとんど渡さずに預金をしたり、風俗嬢から引退する日取りを勝手に決めて「俺と結婚して、主婦になれ」と言っていた。そういう束縛に嫌気がさして、うらんちゃんが別れ話をすると、「殺してやる！」と脅された。またしても命からがら逃げ出した。

「なぜだか、同じタイプとくっついちゃう。だから男の人と深くつきあうのが、だんだん怖くなってきたの。『これっ！』と狙った男の人はかならずエッチに誘って、断わられたことはなかったし、みんな最初は悦んで優しくしてくれたから、それが私の価値だと思ってきたんだけど……」

客たちに対しても一所懸命サービスをして悦んでもらうのが、なによりの「自分の価値」だと思っていた。急速に人気が出て、連日予約で一杯になり、朝から深夜まで働いていたが、誰ひとり手抜きをしたことはなかった。過労や生理などで体調が悪く、客が要求するサービスができないときには、自分の取り分のお金を返した。

「わたしは男の人の言葉なんて信じなくなっていたの。でも、オチンチンが立つと目で確認できるから、悦んでいるのが嘘じゃないと思える。だから、すごく自分の価値がわかって安心できたの。いちばん嫌いな客は、『ほんとは来たくなかったんだけど、上司にむりやり連れてこられた』とかいう奴。でも、結局オチンチンは立つんだから、嫌がらずに悦んでいるとわかってオーケーになるんだけどね」

しかしそれが通じない男性が初めてあらわれた。けんちゃんだった。

「勃起しないなんて、気持ちの確認ができない」

けんちゃんに対する第一印象は「最悪だった」という。会話や服装やコーヒーの飲み方までカッコつけているのが気に入らなかった。しかしそれでもどこか彼に惹かれるところがあった。その頃のうらんちゃんは、男性の前では「かわいい子」を演じていて、自分の意見など言えなかったが、けんちゃんにはその必要はないと感じた。ぜんぜん威張らないし、どんな話でも熱心に聞いてくれて、真面目に返事をしてくれた。そういう優しさは、うらんちゃんにとって初めてだった。

「原石は素晴らしいのに、『いらんもん』が一杯ついている感じがしたの。でも、カッコつけは直せばいいんだし、三カ月ぐらいでわたしが元の魅力を引き出してあげると思えたから、つきあってみたいって思ったの。変わんないと思ったら、離れていただろうね」

そして思惑どおり、うらんちゃんの粘り強い指摘によってけんちゃんが変わっていったのは前述したが、残されたのはＥＤの問題だった。それだけはうらんちゃんにとって堪え難かった。

「わたしは男の人がエッチをしてくれないと不安になるの。三日間ないだけでも落ち込むの。勃起しないなんて、気持ちの確認ができないから、パニックになった」

けんちゃんの言いわけはぜんぶ嘘だと見抜いていた。ＥＤだとわかっていたが、どうすることもできなかった。「もう我慢できない」というぐらいしか言葉がなかった。

交際して半年後にうらんちゃんは別れ話を切り出した。まるで幼児が母親に捨てられるかのように「うわーっ、嫌だ！」と大声で泣き叫ぶけんちゃんに、申しわけないと思いつつも強引に別れた。

セックスなしの深い関係

悲しい結末。いや、ぜんぜんそうではないのだ。実はここからが、けんちゃんの本領発揮なのだった。うらんちゃんふうに言えば、原石にますます磨きがかかって輝き始めたのである。

けんちゃんは「あんな奴、もう二度と会うもんか！」と怒りまくったが、どうしてもうらんちゃんのことが忘れられなかった。そして「彼氏じゃなくてもいいから、つきあっていたい」と思い直し、連絡を取って再会した。すでにうらんちゃんは新しい彼氏（フリーター、二十三歳）をつくって同棲をしていた。けんちゃんはそれでもかまわないと思った。いや、それどころか、そちらでセックスを満たしてもらって、自分は精神的につながっていられればいいと割り切った。

「よくよく考えてみれば、そうなることが超ハッピーじゃないか、ということがわかったんです。僕にとってはＡＶで性欲を完全に満たし、精神的な楽しさをうらんちゃんで満たせば、あとは別に何もなくていいわけですから。そのことを別れたあとに気づいて、その後はつきあっていた頃より何倍も仲良くなりましたね。彼女のほうはどう思っているか知らないけど、僕にとってはこれほどありがたいことはないです」

うらんちゃんも、こう言う。

「けんちゃんくらいかなあ、エッチしなくてもつきあっていけそうな感じがしたのは。恋人関係にはなれないけど、もしかしたらもっと深い関係になれそうな予感はあったの。わたし、そういうの初めてだった。エッチなしでは男の人を信用できなかったから」

新しい彼氏にも話して納得してもらい、端から見たら奇妙な三角関係が始まった。

うらんちゃんは基本的に彼氏と同居しているが、近所にけんちゃんの家があり、そこにも自分の部屋を設けている。昼間はそこで過ごすが、夜はかならず彼氏と寝る。食事は三人で取ることが多い。遊びに行くときは彼氏といっしょだが、仕事関係の集まりにはけんちゃんに付いてきてもらう。仕事の相談や悩みもけんちゃんに相談する。自分のホームページで日記を公開していたら編集者の目にとまり、ここ数年はコラムやイラストの仕事がたくさん来るようになったので、業界人のけんちゃんのアドバイスはなにより貴重だ。締めきり日も、たとえうらんちゃんが忘れても、けんちゃんが全部覚えている。原稿に追われて性感ヘルスを休むことが多くなり、ときどき家賃や生活費に困るが、すべてけんちゃんが肩代わりしている。風呂の用意やタバコの買い出しまでも完璧にこなす。つまりけんちゃんは、セックス以外は、ただただひたすら献身的にうらんちゃんに尽くしているというわけだ。

「彼女がどう思おうが、僕がやりたくてやっているわけですから、なんの見返りも期待していないスねぇ。彼女も期待されたら気持ち悪いだろうし。うらんちゃんと話す以前は『俺はおまえにこんなにやってあげてんだぞ』って誰に対しても思っていましたけど。いまは、うらんちゃんが楽しそうにしているのを見るとすごく幸せな気分になるんで、もっとその幸せな気分になりたくて彼女に対していろいろするだけなんです。つまりこれはうらんちゃんのためではなくて、あくまで自分のためにやっているわけです」

いささか優等生すぎる発言であるが、嘘とは思えなかった。彼の目は真剣そのものだ。

うらんちゃんはその言葉を聞いても淡々としていた。

「けんちゃんがわたしに気に入られたくて、無理をしてそうしてるんなら嫌だけど、自分が好きで楽しくやってくれているから、わたしもオーケーしているの。気をつかわないで済むしね」

「自分のエッチな感覚に素直になれた」

喫茶店で四時間以上もふたりの話を聞いていたが、私にはどうしても信じられない気持ちが残った。

「本当にうらんちゃんとエッチしたくはないんですか？」と私は訊いた。

「ぜんぜん、ゼロ、いや、ゼロ以下です。っていうか、そういうことを考えること自体、気持ち悪いっス」とけんちゃんは真顔で答えた。「他の男がうらんちゃんとエッチしても別に嫌だとは思わないですね。というよりも、彼女が幸せになるんだったら、たくさんの人とどんどんエッチして欲しいくらいです。そしてそれを楽しそうに話すうらんちゃんを見てるのが幸せなんですよね。『じゃんじゃんエッチしてくりゃいいじゃん。そうしなよ』って彼女に勧めているくらいだから」

うらんちゃんも「けんちゃんは、ぜんぜんその気ないですよ」と私の疑いを打ち消した。

「わたしと彼がセックスの後に真っ裸で寝ているとき、けんちゃんが荷物を取りに部屋に入ってきたの。そしたら、『しょうがねえな。風邪ひくぞ』って布団をかけてくれたの。わたし、あのとき逆に、『すごい！』って思った」

「じゃあ、正真正銘のオナニストと悟ったんだ？」と今度はけんちゃんに訊いた。

「もう完全にそうですね。生身とできないなんていう悩みはまったく吹き飛んだ。その後は彼女をつくろうとしても、うらんちゃんに匹敵する女性はぜんぜんいないし、どの人を見てもうらんちゃんと比べたらかなり不満を感じてしまう。だもんで、いまは彼女をつくる必要性を感じていません。うらんちゃんのおかげでカッコつけがなくなって、自分のエッチな感覚に対しても素直になれたってことですね」

「それはわかったけど、じゃあ、うらんちゃんに対するいまの気持ちはどういう感覚なの？」

「たとえばですね、たまに思うんですが、うらんちゃんがもしなんか病気で臓器を移植しないと命が危ないとするじゃないですか。その場合、僕だったら、『あっ、そうスか、じゃ俺が』って感じで臓器を提供します。『お、俺のを使ってください！』ってふうな壮烈な感じじゃなくて、ごく普通のことととして。たとえるならば、うらんちゃんがなんか仕事してて『けんちゃん、消しゴム』って言われたら、『あいよ』って渡すのに近いですかね。まあ、そのくらい当り前ってことで」

「死んじゃっても？」

「うん、そう」

うらんちゃんは、クリームソーダのストローをくわえながら微笑んでいた。

「じゃあ、うらんちゃんは、けんちゃんに対してどういう感覚なの？」

「わたし？　そうだなあ、エッチはしないけど、けんちゃんの子どもは欲しい感覚」

「えっ？」

「よく想像するんだあ、けんちゃんの子ども。才能あるだろうなあ」

「でも、エッチなしじゃ、つくれねーじゃん」

「そんなことないよ、試験管ベビーでもオーケーだもん」

「なるほど！」と私は大声で笑った。けんちゃんをチラッと見ると神妙な顔をしているので、

「子どもが欲しいそうですが、どうですか？」と水を向けた。

「子どもねえ。うーん、まあ、欲しいんならいいけど、でもやっぱり子育てはぜんぶ僕の役目になるんだろうなあ」

けんちゃんは頭をぽりぽり掻いた。「よろしく！」と彼を見つめるうらんちゃんの眼差しはとても優しかった。


……………

解説6◎キーワード［二次元コンプレックス］

アダルトビデオの影響は二通り

けんちゃんは時代の申し子である。アダルトビデオでしか欲情しないという症状は、まさに

大量映像消費時代の象徴である。ある高齢の専門医は、「へぇー、新種だねえ。昔は考えられなかった」と驚きを隠さなかった。三十代の若い専門医は「まあ、当然あるでしょうね」と冷静に受け止めていた。やはり世代間の格差はいなめない。子供の頃から家庭でのビデオ観賞が当り前であった若年層なら理解を示すとは限らないが、少なくとも時代的な共通感覚としては不思議ではないことだろう。

アダルトビデオの影響としては二通りのタイプが考えられる。まず第一は、ビデオ内のセックスに強い刺激を受けて、現実のセックスとして実践する、あるいは実践したがるタイプだ。特に性知識や性経験が貧しいとビデオ内のセックスを素直に学習してしまう。「あれを『普通』と思い込んでいる中高生は珍しくないんです」と性教育関係者から聞いたことがある。大人の世界でも、性風俗店での口内射精サービスなど、明らかにビデオで煽られた欲望を満たそうとする傾向はある。実はプロローグで紹介したケースはそれを如実に物語っている。矢口君の元親友はガールフレンドとの初体験のとき、フェラチオや精液飲みなどを強要したのだが、矢口君はそれに対して、「絶対にアダルトビデオの影響ですよ。僕は知ってるんだ！」と語っていた。彼は仲間内でも有名なアダルトビデオのマニアで、矢口君は彼の家に行くたびにビデオ観賞につきあっていたという。このタイプは現実の性と疑似現実の性との分別能力を失っている。

第二は、けんちゃんのタイプである。現実と疑似現実に境界線を設けているが、疑似現実のほうに深く入り込んでいて現実のほうへ出ようとしない。そこでの自慰行為に十分な満足感を持ち、生身の相手との性行為にほとんど関心を示さない。

なぜこのタイプが生じるのであろうか。まず思い浮かぶのは、いろいろ趣向を凝らしている疑似現実の性の刺激が強すぎて、生身の相手との平凡な性行為を味気なく感じてしまい、疑似現実のほうに浸り切っているのではないかということだ。しかし「むしろ逆ではないか」というのは、精神科医の針間克己氏である。

「現実のセックスでの匂い、肌触りなどの生々しい刺激が強すぎて避けているのではないかと思います。ビデオという安全装置の中で、すごくきれいな容姿の女性が、くさい臭いもべとべとした感触もなく、洗練されたセックスをしているのを見るぶんにはいい。しかし、生身はそこまできれいではない。私のクライアントだった大学生が、やはりアダルトビデオ好きで、恋人とほとんどセックスしないのです。理由を聞くと、『膣は見た目が汚いし、匂いも酸っぱくて気持ち悪い』と言っていました。つまり、そういう『生身性』に弱くなっているのでしょう」

なるほど、そう考えてみると、疑似現実嗜好者の気持ちがわからなくもない。私はどちらかと言えば現実嗜好であるが、それでもときどき五感に直接訴えてくる生身性に耐え難くなる。意欲も萎えてしまう。現実の性からの逃避願望まで込み上げてくるときだってある。

こんなことは誰だって身に覚えがあるだろう。空想の領域にとどめておいたほうがいいことは、性の世界でも一杯あるのだ。

生身性からの呪縛

『男性機能障害研究所日本支部』のホームページ（http://www.so-net.ne.jp/vivre/ied/about.htm）に、ある産婦人科医の男性が生身性に対する苦悩を吐露していた。四十歳の彼はＥＤであるのだが、その理由は……。

「最初のうち、女性器を見るとかなり性的興味をかきたてられたのは事実です。でも毎日のように見ていると、珍しいものではなくなってしまい、どんどん興味が薄れていくんです。むしろ、醜悪な感じさえしてくるのです。（中略）また出産のときに、大量の血液やおりものが性器から流れるのを見たり、ときには子供の流産や死産があります。どんどん醜いものがそこに集約されているような、あるいは人間の尊厳から離れて女性器の動物的なイメージが頭のなかに入ってきてしまい、ロマンチックな性の悦びという世界から遠ざかっていってしまったのです。さらにいうなら、女性器の疾患もたくさん診ます。それが目にこびりついていますから、妻の性器だけが特別に愛おしいという気持ちになれなくなってしまったのです」

女性器をいくらでも見られる産婦人科医という職業を羨ましがる男はけっこう多いが、これを読めば一瞬にして考えを改めるに違いない。まさに生身性からの呪縛である。立ち合い出産をして、赤ん坊が出てくる生々しさを垣間見た男性がＥＤになってしまう話はよく聞くが、やはり「女性器の動物的なイメージ」が脳裏にこびりついてしまうのであろう。これほど極端ではないにしろ、現実の性にエロスを感じなくなり、生々しさだけが際立ってくることはいくらでもある。見たり触れたりするのを渇望しながら、想像力を逞しくしてあれこれ空想に浸っているくらいのほうが幸せなのかもしれない。

しかしそれでもなおかつ、生身性の負の要因を上回るだけの快感を現実に見いだすのであれば、その人は現実嗜好の性生活を続けるであろう。逆に、疑似現実に対する感性が鋭く、疑似現実の性生活のほうにより大きな快感を発見するのであれば、迷わずにそちらに行くであろう。後者が増えていくのは、大量映像消費時代の必然的現象である。本人が悩んでいるのであれば、生身性への適応能力を養うための治療が必要であるが、本人が満足しているのであれば治療の必要はない。前解説でも触れたが、精神疾患の診断基準のひとつは、「本人が困っている」ことなのだから。

アニメの美少女でしか欲情しない

疑似現実嗜好といえば、アダルトビデオよりもっと深入りしたタイプがある。ビデオの場合は、カメラの向こう側に生身があるが、もはやそれさえもない百パーセントの疑似現実、つまりアニメ、マンガ、ゲームを対象とする嗜好である。それらの中に出てくる美少女キャラクターでしか欲情しないという男たちが実際にいるのだ。

彼らの性嗜好を「二次元コンプレックス」と呼ぶ。生身の女性を三次元の存在とするなら、アニメ、マンガ、ゲームの美少女キャラクターは二次元の存在である。そして母親への執着心を持つことを「マザーコンプレックス」と呼ぶように、二次元の女性に執着心を持つことを「二次元コンプレックス」と称したのだ。断わっておくが、これは精神医学用語ではない。いわゆる「オタク」の仲間内で使われている俗語である。しかし医学用語も顔負けなほど、その症状を巧みに言い表わしているではないか。

オタクの実態に詳しい評論家の唐沢俊一氏は、こう説明する。

「二次元コンプレックスが一挙に噴出したのは、ゲームが流行してからです。ゲームというのは現実の世界の中にバーチャルが取り込まれてきている。自分が参加して、キャラクターと自分が一体になって、想像力をどんどん注ぎ込むわけです。そこに登場する女性キャラクターに対しても、自分自身の欲情するイメージを注ぎ込むことで思い通りの女性につくり上げ、恋愛をしたりセックスしたりという疑似現実の快感を味わえるわけです。そういう性愛を楽しむことを目的としたゲームソフトも手軽に買えます。その反面、生身の女性に対しては、めんどくさい、疲れる、自由にならないという失望感がありますから、ますます二次元にはまっていきますよ」

四十代前半の唐沢氏は、いわゆるオタク第一世代に属する。『宇宙戦艦ヤマト』などのアニメブームが起こったり、宮崎勤が出現したり、コミックマーケット（通称コミケ）などの同人誌市場が拡張されてきた八〇年代に、唐沢氏は現役真っ最中のオタクであった。

すでに当時から二次元コンプレックスという言葉はあった。ちょうどその世代が色気づいてきた頃、オタク少年たちのマスターベーションの対象となったのは、熱狂的人気があったアニメ・マンガの女性キャラクターであった。それが習慣化され、オタクに共通する性嗜好として定着していったのだ。

しかし唐沢氏によれば、当時は現実の女性と疑似現実の女性をきちんと区別して「両刀使い」をしていたという。しかしいまの現役オタクには、そういう意識や感覚がないほうが多数派であると氏は断言する。

「僕らの世代には二次元コンプレックスを『異常』とか『病理』と捉える感覚はあるんですけど、いまのオタク少年たちにはないでしょうね。『それが当り前だ、何が悪い』と思っていますよ。だって、親からしてゲームマニアなわけでしょ。幼少期から家庭の中で、親といっしょにバーチャルな世界に浸ってきたら、後ろめたさはなくなりますよ。エロゲームが親の持ち物だったりするわけですから。そういう子どもたちが初めて性的快感に目覚め、マスターベーションで射精するのが二次元の世界に浸っているときで、『快感とはこういうことなんだ』と覚え込んでしまうのがいまや普通です。最初のインプリンティング（刷り込み）が二次元なんです。それがずっと続けば大人になっても、三次元での性的快感には興味が湧かないし、湧いたとしてもランクが低くなるのが自然でしょう」

かつて同性愛は病理とされたが、いまや正常な性嗜好として認められている。それと同様に、二次元コンプレックスも正常な性嗜好の多様性の一つとして社会に受け入れられていくのだろうか。少なくとも社会以前に、当事者たちの自己受容が進んできているのは間違いない。けんちゃんにしてもそうだ。彼はアダルトビデオへの性嗜好にプライドさえ抱いている。そして、最高のパートナーのうらんちゃんもそれを受け入れている。その揺るぎない価値観は、傍目から見ていて微笑ましいほど爽快である。私と同様に、たとえ口には出せなくても、「大したもんだ」と感心している人は意外に多いのではないだろうか。

第二部　ＥＤ治療最前線

1◆わが診察体験

予約は大変混雑している

取材の過程で「病院に行きたいけれど、その勇気がない」という声をよく聞いた。「病院の前を何度も往復したが、結局入れなかった」とか「専門医を紹介した記事をいつも持っているが、どうしても予約の電話をかけられない」という話もあった。多くのＥＤの男性が病院を避けている要因のひとつとして、検査が恥辱的だという思い込みがあるのではないだろうか。たしかにＥＤの診察のためにペニスをさらけ出すのを想像すると、ひどく気分が重くなる。しかもそれだけではなく、「若い看護婦さんにいじられるんじゃないか」と余計な心配もしてしまう。実際に取材の過程でそういう証言はときどき聞いた。

私も聞いているだけではなく、ＥＤの検査を自ら体験することにした。実は私自身も近年、そちらの方面は精神的にも物理的にも弱くなってきたのは否めず、惨めな思いに駆られることもあるので、機会があれば専門医の診断を仰ぎたいと思っていた。そこで、ある有名大学病院のＥＤ専門外来に患者として赴くことにしたのだ。

まず予約である。ＥＤ外来は特殊外来なので、曜日や時間帯が決まっている。それは総合受付で問い合わせるといいだろう。ちなみに私が総合受付の女性に「ＥＤの治療をしたいのですけど」と尋ねたときは、「えっ、何ですか?」と聞き返された。なんとこの女性はＥＤという専門用語を知らなかったのだ。仮にも専門外来を設けているのであるからそのくらいは常識だろうに……。そこで仕方なく「えーと、インポテンスのことです」と言い直すと、「ああ、わかりました」と淡々と担当者に回してくれた。しかし案の定、若い女性に対してその言葉を発するだけでビビッてしまう。たぶん予約で挫折している人も多いのではないだろうか。

一難去ってまた一難である。担当者も若い女性だったのだ。正直いって、こういうところを女性にするなら、できるだけ年輩の方にしてほしい。検査の内容、治療や薬の値段など、事前にいくつか質問を用意していたのだが、緊張してしまって、ろくに聞けなかった。

それにしても驚いたのは、予約の混み具合である。私は二カ月待ちであった。大学病院のＥＤ外来はどこも似たような状況で、一〜三カ月は待たされると覚悟しておいたほうがいい。命にかかわる病気ではないから気長に待っていればいいのかもしれないが、せっかく治療意欲が湧いたのに出端を挫かれる思いをする人も多いだろう。待っている間に迷いが出て、気が変ってしまう人も多いに違いない。近所の開業医ならすぐに診てくれるだろうが、その医師がＥＤに詳しいとは限らないし、心因性か器質性かの診断さえしない場合もあると聞く。やはり最初の見立ては専門医に任せたほうが安心である。まずは、ここで焦らないことだ。いくらイライラしても忍耐強く待つに越したことはない。世の中にはＥＤ患者の悩みにつけ込んだ胡散臭い「治療家」も多く、このイライラの時期は特に引っ掛かりやすいので注意したほうがいい。

勃起角度を自己申告する

さて、いよいよ初診の日が来た。その日は朝からソワソワしていた。いくら執筆のためとはいえ、男としてそういう診察に赴くというのは、かなり特別な感情に駆られる。出掛ける前にシャワーを浴びて股間を丹念に洗い、新しいパンツに取り替えた。やはりこのへんは、歯科に行く前に歯磨きをするのと同様のエチケットだろう。

大きな病院の奥まったところにED外来はあった。受付の女性はやはり若い看護婦である。「やっぱり、こんな看護婦さんにいじくられるのかなあ。そのとき立っちゃったらどうしよう……」などと余計な煩悩が浮かんでしまう。その窓口にはひっきりなしに電話がかかって来て、彼女が親切に応対していた。しかし説明の中で「勃起」とか「射精」とかいう言葉を彼女が頻発するので、最初は「えっ!?」とドギマギしてしまった。ED専門外来ならではだろうが、初めてだとけっこう刺激が強い。

予約制なので三人の患者しかいなかった。私の他に三十代後半くらいのサラリーマン風の男性、車椅子の中年男性であった。車椅子の介助をしていたのは、パンチパーマ、サングラス、黒シャツの「その筋」らしき男性だった。「抗争の怪我でEDになった仲間を哀れんで付き添いで来たのかなあ」などと空想してしまった。待合室はないので、みんな並んで廊下の長椅子に座っていた。重々しい沈黙が漂う。さらに奥まったところに他の科の診察室があり、われわれの目の前を多くの女性患者が通り過ぎていく。むこうの診察室の前で待っている人たちからも丸見えである。これは病院側の配慮が足りないと思った。待合室が無理ならせめて衝立《ついたて》くらいは設けるべきだ。

診察前に採血と尿取りをした。終ったら、「心理テスト」「ＥＤ判定テスト」の質問紙を渡されて、その場ですべてに記入した。ＥＤ判定テストでは、一カ月のセックスの回数、挿入や射精の有無まで質問事項があった。ちょっと考え込んでしまったのは、勃起機能に対する質問である。勃起の角度（二秒以上）を答える質問で、「百三十度」「百度」「九十度」「八十度」「六十度」「太くなるのみ」「太くもならない」の中から回答を選ばなければならないのだ。ご丁寧にそれぞれの勃起角度のイメージ図までついていた。自分の勃起角度を意識したことがない私は面喰らった。実際の場面をあれこれ思い出して、少し謙虚な角度に○を記入して窓口の看護婦に提出した。

「タマは大丈夫」の一言だけ

いよいよ医師と面接。マスコミにしばしば登場している著名なＥＤ専門医である。ＥＤ判定テストに目を通すと、「中折れのようだね」とまず一言。「ええ、そうですね」と苦笑する私。今度は心理テストにざっと目を通して、「すごいストレスだねえ。抑鬱傾向、不安傾向、緊張傾向があるよ」と、かなりシビアな口調で言う。「はあ、そうですか」と肩を落とす私。ストレスまみれなのは認めるが、「ストレス」「鬱」「不安」「緊張」と畳み掛けるように言われるとは……。身体のほうは血液検査の結果を見せられて「肝臓が悪い」と指摘され、「酒を飲みすぎないように」と注意された。しかしこれは、EDには直接関係ないということだった。

この後、いろいろと問診をされた。「セックスの回数は少ないけど、性欲はあまりないのかな？　それとも奥さんが協力してくれないの？」という質問もあった。ここで私はしんみりしてしまった。「まあ、どちらかと言えば私のほうがやる気はありますけど、かみさんのほうはちょっと……。三年前に子どもが生まれてから、かみさんは子育てに疲れていて、その気が起きないらしいんですよねえ。子どもが病弱ということもありまして……」。すると医師は「ああ、そう」と素っ気なく答え、カルテに記入して次の質問に移った。私としたら「あれれ」という気分だった。問診の段階では全体像を知るのが目的であろうから細かい相談は追々ということかもしれないが、もう少し受容的な態度を示してくれてもいいのに……。が、取材の中で「医師は忙しすぎてひとりひとりの患者に十分なカウンセリングができない」と聞いていたので、「まあ、仕方ない」と思い直した。こういう相談をじっくりしたいのであれば、夫婦問題、特にセックスレス問題専門のカウンセラーのほうが適任であろう。

問診が終了すると、「じゃあ、見せてもらうね。ズボンを脱いで」と医師が言うので、私は「いよいよだな」と思い、緊張が高まった。医師は受付と診察室を隔てる扉をきちんと閉めた。看護婦はいなかった。それだけで心の中に安堵感が広がった。医師の前で直立不動をしてズボンとパンツを膝まで降ろした。医師がしげしげと見詰めて、「タマは大丈夫だなあ」と一言。

それでおしまいであった。

これらを踏まえて「心因性」という診断が下った。

バイアグラの数で意地を張る

その後は、薬の説明である。バイアグラと抗鬱剤を処方された。バイアグラのほうはファイザー製薬のパンフレットを広げながら、注意点を簡単に告げられた。その際、「バイアグラは医療保険が適用されないから、一錠千三百円しますけど、いいですね」と確認を求められた。さらに医師から「何錠必要かな？」とも訊かれた。薬の量の自己決定を医師から任されたのは初めてだ。しかし考えてみれば、次の診察までの一カ月間にこれくらいはセックスしますよと言っているようなものなので、答えるのにちょっと躊躇した。「えーと、そうですねぇ……」と私が頭をかきかきしていると、医師が「四錠くらいかな」と言うので、思わず「いや、六錠です」と言い返した。こんなところで意地を張るのも淋しいが、なぜか男のメンツが疼いた。もちろん懐具合との兼ね合いもあるので、「二十錠ください」などとはとても言えないが……。

驚いたのは最後に、「飲み方を守ります」「他人に譲渡しません」などと箇条書きした誓約書にサインを求められたことだ。これも薬の処方では初経験だ。バイアグラという薬のただならぬ凄みを感じないではいられなかった。

これで私の初診は終わりであった。約十五分くらいである。「なーんだ」と物足りなさが残るほどあっけなかった。もちろん人によっては、もっといろいろな検査を受けねばならないはずだ。私の前の患者は車椅子の男性であったが、約四十分は検査を受けていた。テレビがある個室で、ポルノビデオによる勃起反応テストも行っていたようだ。何気なく話しかけて、彼にその感想を聞きたかったのだが、付き添いの男性が怖いので諦めた。

2◆診断法について

貪欲に適切な医師を探す

当り前のことであるが、私の体験だけでＥＤの診断法全般については語れない。そこで今度は取材・資料で調べたことをまとめてみよう。

まず基本的なことだが、ＥＤの治療に行くとき、最初は泌尿器科を訪ねるのが普通である。男性生殖器の疾患であることから泌尿器科が中心となって診察にあたってきた伝統がある。大学病院にあるＥＤ専門の外来も泌尿器科の管轄である。

最初はＥＤの原因を探す検査をして、心因性か器質性かの診断を受ける。心因性か器質性かの診断をきちんとしない医師は避けたほうがいい。もし器質性であるならそのまま泌尿器科に通院することになる。心因性でも軽度であるなら泌尿器科で対応してくれる。しかし根深い心理的原因がある場合や、精神障害を併発している場合などでサイコセラピー（心理療法）が必要ということであれば、精神科や心理相談所へ通うほうがいい。ただし、精神科医や臨床心理士でもＥＤについて詳しくない人は多いので、泌尿器科の専門医に紹介してもらうのが無難である。大学病院であればＥＤ治療で泌尿器科と精神科が連携をしている。

要は貪欲に適切な医師を探すことだ。現在は三万箇所程度の医療機関でバイアグラが処方されるようになり、近所の病院でもＥＤ治療を受け付けている可能性は高い。また、大学病院ならほとんどがＥＤ治療をしている。しかし労を惜しまないのなら、たとえ遠距離でも、実績あるＥＤ専門医を訪ねたほうが安心かつ確実であるのは間違いない。

どこにＥＤ治療を受け付けている病院があるのかわからないという人には、ファイザー製薬の医療機関紹介サービスをお勧めする。ウェブサイトでも葉書でも応対してくれる。私も試してみたのだが、非常に便利なのでびっくりした。ウェブサイトで地域を選び、自分のメールアドレスを記入して、数分間待っていると、「ＥＤ相談できる医院・病院」のリストが送られてきた。たとえば、私が住んでいる東京都世田谷区では四十三件であった（ファイザー製薬の病院紹介の申込み先：ウェブサイトは http://www.ed - info.netである。官製はがきの場合は、裏面に希望地域〔市・区・郡〕を明記し、郵便番号、住所、氏名を書いて次の住所まで。〒一〇五―〇〇〇三　東京都港区西新橋一―二十二―十　西新橋アネックス六Ｆ　サイバーテクノ内ＥＤ事務局ＡＮ宛）。また、本書の巻末には、コメントを寄せてくれた医師、セラピスト、鍼灸師の連絡先と共に、ＥＤ専門医がいる病院の連絡先を載せているので、ぜひ利用していただきたい。

マスコミ情報も馬鹿にはならない。ＥＤ専門医は少数なので取材が集中しているぶん、テレビや雑誌に頻出していて探しやすい。ただし、偽物もいるので要注意。中にはすぐにペニス手術を勧める医師もいると聞く。やはり患者のほうもＥＤの診断法・治療法などを勉強して、医師に対する鑑識眼を少しでも養っておくべきであろう。

ポルノ鑑賞法とリジスキャン

では、実際の診断方法はどのようなものがあるのだろうか。

病院内の個室でポルノビデオを観賞する検査は、ＥＤ外来では一般的である。ペニスにセンサーを装着して、ペニスの反応（膨張度・硬度・血液量など）を別室にいる医師が測定するのである。ここで勃起反応があれば、器質的疾患ではなく、心因性ということになる。この検査法に対して「恥辱的だ」と訴える声を聞いたが、やはりそこは我慢のしどころだ。自分自身のためである。ただしこの検査法は、ポルノビデオに慣れ切っていて刺激を感じない人には向かない。

「リジスキャン」という装置を用いた夜間睡眠中の勃起機能検査もある（写真・図参照）。リ

■陰茎硬度周径連続測定装置

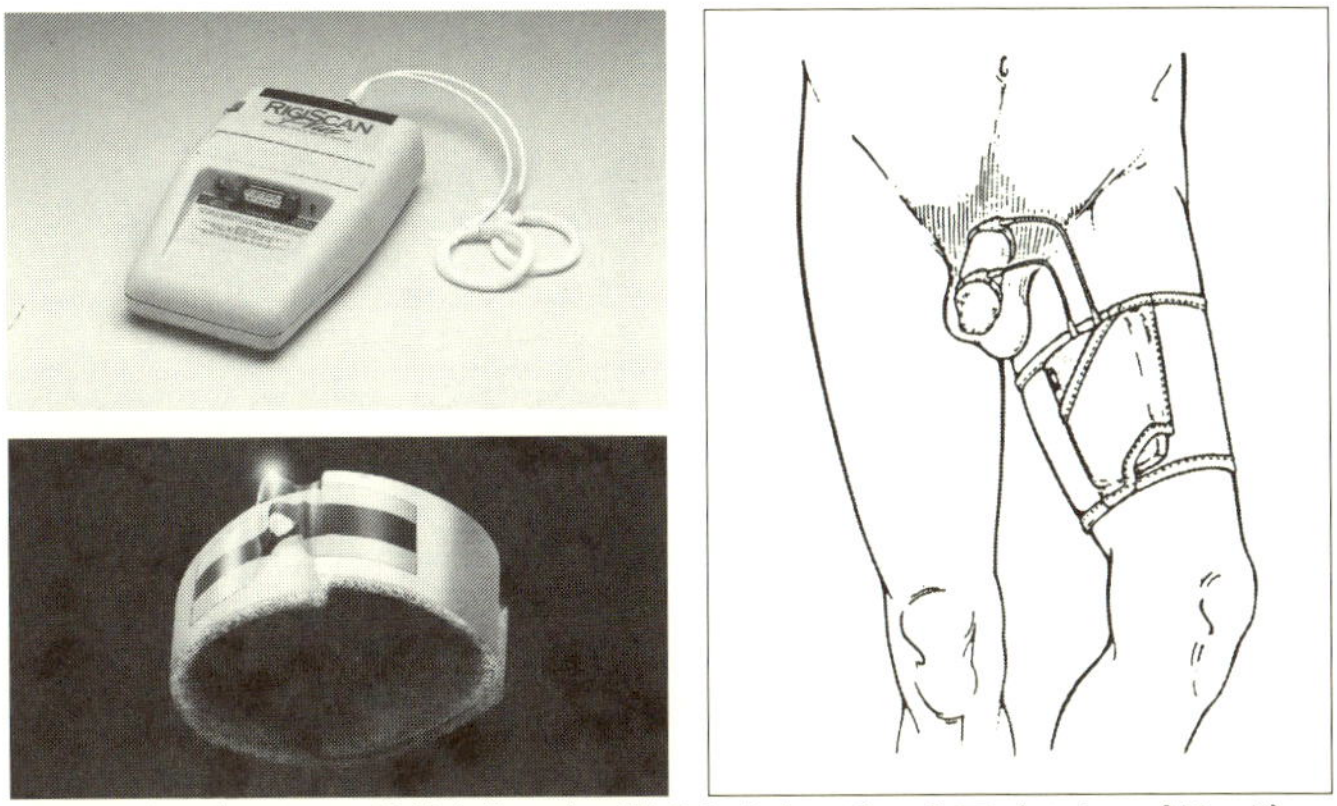

※左上／リジスキャン装着本体。右／装着したところ。左下／スナップゲージ。

資料提供：タカイ医科工業株式会社

ジスキャンは夜間の睡眠中、時々刻々と変化するペニスの膨張度や硬度を自動的に計測する。ペニスの根元と亀頭のすぐ下にセンサーを装着した状態で入眠し、朝になれば勃起の測定結果が記録されている。勃起機能が正常な男性は夜間、四、五回はかならず勃起する。勃起を抑制する交感神経が睡眠中は活動を停止するからである。この夜間勃起を起こしているときにたまたま目覚めることがあるが、これが朝立ちだ。したがってリジスキャンが夜間勃起を計測した場合は、勃起機能は正常であるので心因性ということになる。逆に夜間勃起を計測しない場合は、器質性と診断される。この検査は夜間に行うので、一日入院しなければならないのが難点。

　ちなみに、夜間勃起が起きているかどうかは、自分でも確かめられる。ペニスに切手を

■リジスキャンによって得られた正常な夜間陰茎勃起現象

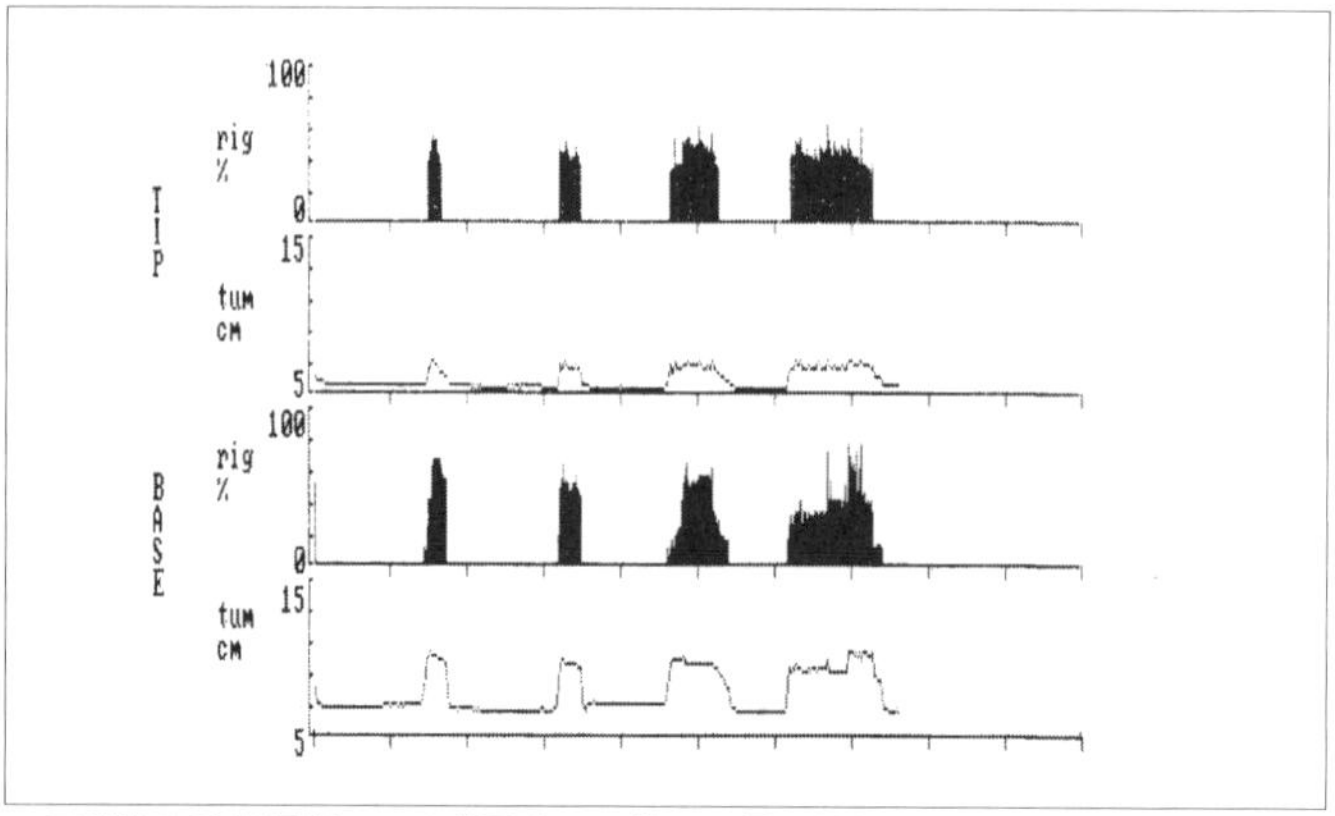

※冠状溝と陰茎根部で、陰茎硬度、陰茎周囲長、勃起の回数が記録される。

資料提供：タカイ医科工業株式会社

巻き付けて眠ればいいのだ。何枚で一周するかは個人差はあるが、勃起していない状態でちょっときつめ目に巻くのがコツ。夜間に勃起が起きていれば、ミシン線に沿って切手が破れるので、朝になれば自分に勃起力があるかどうか確認できる。ただし、ねぞうが悪い人には向かない。このいわゆる「スタンプテスト」を応用したのが「スナップゲージ」という検査ゲージだ（写真参照）。これを夜、ペニスに巻き付けて眠ると、一定以上の膨張率で一定以上の硬度を持続した場合にだけバンドが切れて、勃起していたことがわかる。

その他に、血管拡張作用のある薬液を陰茎海綿体に注射して勃起反応の有無を調べる方法もある。ここまでやれば、ほとんどの場合、心因性か器質性かの確定的な診断ができる。

私のようにすぐに済んでしまう場合もある

■リジスキャンによって得られた異常な夜間陰茎勃起現象

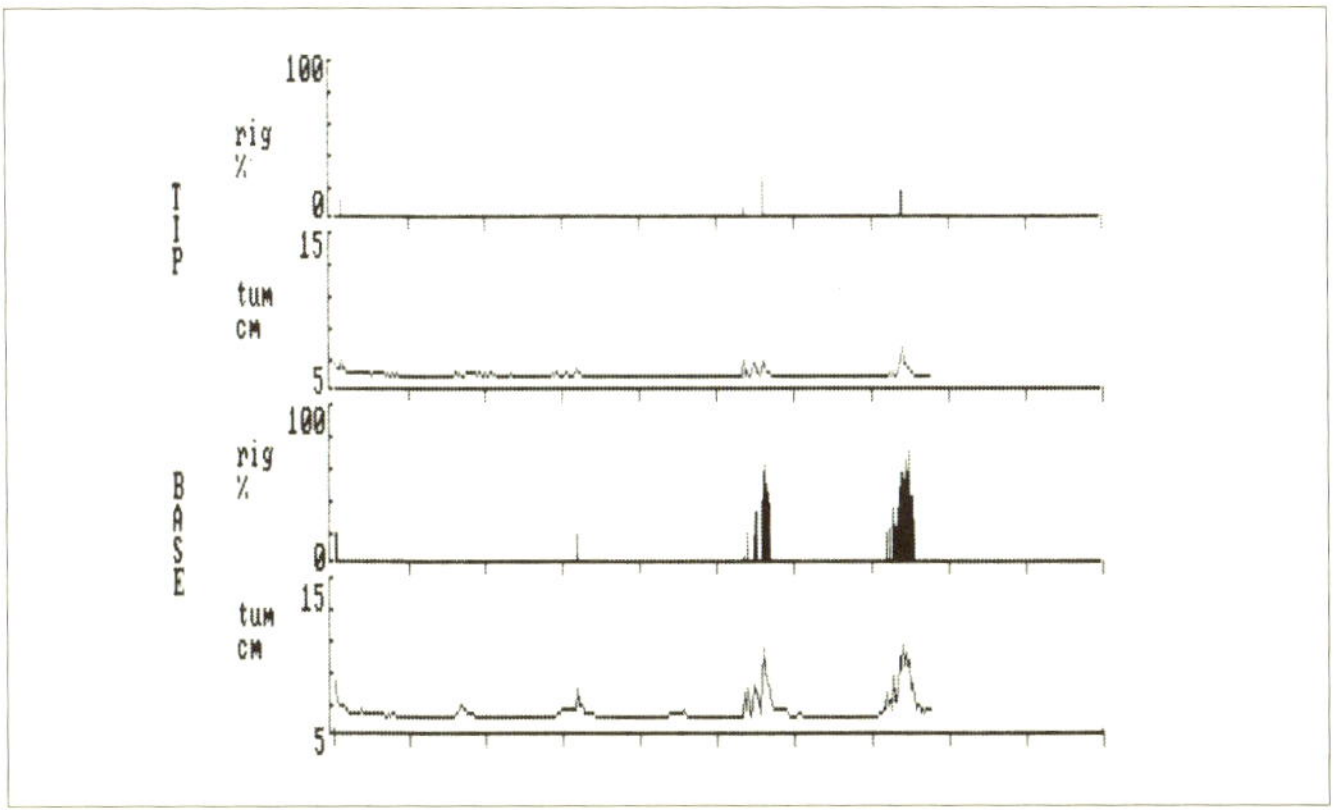

※こういうデータが出た場合、器質的EDと診断される。

資料提供：タカイ医科工業株式会社

が、だいたいこれくらいの検査を念頭に置いておけば最初の心の準備はできるのではないだろうか。検査終了後に勃起機能に異常がないとわかっただけで治ってしまう患者もいると聞く。まずは、勇気を出して、専門医のもとに飛び込んでみよう。

3◆バイアグラについて

語源と誕生秘話

病院でＥＤ治療を受けると、多くの場合は、バイアグラを処方される。〈viagra〉という名前は、英語で精力を意味する〈vigor〉と、あのナイアガラの滝の〈Niagara〉を合わせた造語である。ナイアガラの滝のような精力への願いが込められているのだ。

もともとこの薬剤の有効成分クエン酸シルディナフィルは、一九九二年にイギリスのファイザー製薬社研究所によって、狭心症発作の鎮静剤として試験されていた。それは失敗に終ったものの、臨床試験を受けた男たちが終了後もクエン酸シルディナフィルを求めにやってきた。研究員が不思議に思って理由を尋ねたところ、男たちは「うれしい副作用」を報告した。クエン酸シルディナフィルは心臓には効果がなかったが、勃起には絶大な効果を発揮していたのだ。

これが世界初のED内服治療薬の誕生秘話である。その後、臨床試験の成果が認められ、一九九八年三月にアメリカで認可され、わが国では一九九九年一月に厚生省（当時）が承認した。現在は約百カ国で処方・販売されている。また、一九九八年十月には、バイアグラの原理である生体内での一酸化窒素（NO）の機能を解明した薬理学者三人にノーベル医学生理学賞が授与された。

このような経緯を見れば、バイアグラが薬剤として王道を歩んできたのは明らかである。しかしそれにもかかわらずこの薬は、いろいろな意味でいまだに誤解されている。発売前後に一部のマスコミが「怪情報」を流し続けたのが尾を引いているようだ。

そういう誤解はED患者にとって何の得にもならない。それを打ち消すためにも、いくつかのポイントに分けて正しい情報を整理しておこう。

有効性・安全性はきわめて高い

バイアグラがＥＤの特効薬であるのは疑いの余地はない。日本臨床泌尿器科医会は二〇〇〇年十一月に、バイアグラはＥＤ患者の七十四・四パーセントに有効であったと発表している。二〇〇〇年十月に開催された日本性機能学会（旧称・日本インポテンス学会）においても、「バイアグラは安全で有効な薬剤」と積極的に評価されている。心因性・器質性のどちらにも効く。あるベテランの専門医は、「有効な治療法がないに等しい状況であったのを考えると、バイアグラは革命的な薬です」と語っていた。

患者側の評価はどうなのだろう。東邦大学大森病院リプロダクションセンターがバイアグラ治療で有効性が確認されたＥＤ患者三十人にアンケート調査をしたところ、バイアグラ治療に対する満足度は、非常に満足（四十五・八パーセント）、やや満足（五十四・二パーセント）、どちらでもない（〇パーセント）、やや不満（〇パーセント）であり、「満足」だけで百パーセントに達した。バイアグラ治療の継続希望も百パーセントであった。同じ調査でパートナーの満足度も非常に高いという結果は、一一二ページで解説した。やはり患者やパートナーの立場で捉えてみても、バイアグラは福音をもたらしているのだ。

ただし、効能にうつつを抜かしてバイアグラを甘く見てはいけない。副作用については十分な注意を払わなければいけない。

劇的な有効性が注目される反面、バイアグラの副作用を危惧する声は多い。認可後の一九九九年八月には、厚生省（当時）がバイアグラを飲んで心筋梗塞などの副作用を表した三十三人（うちふたりが死亡）の症例を発表し、大々的に国民に注意を促した。しかし、取材をした複数の専門医が主張していたのは、正しい飲み方を守っていれば深刻な副作用はないということである。ちなみに死亡者はいずれも、医師の処方を受けていない。

バイアグラの服用にはいくつかの禁忌事項がある。

・硝酸剤あるいは一酸化窒素供与剤（ニトログリセリン、亜硝酸アミル、硝酸イソソルドなど）を服薬しているか、使用する可能性がある場合。

・過去半年以内に心不全、狭心症などを起こしていて、性行為が不適当と考えられる場合。

・低血圧（九十／五十mmHg以下）、高血圧（百七十／百mmHg以上）、脳硬塞・脳出血（六カ月以内）、重度の肝障害（肝硬変）、網膜色素変性症（進行性の夜盲症）などがある場合。

これらを厳守することがバイアグラ服用の鉄則である。

もちろん軽い副作用があらわれることは多い。先の東邦大学大森病院のアンケート調査では副作用についても聞き取りをしている。ほてり、胸焼け、光が赤く見える、鼻閉（鼻がつまること）の訴えがそれぞれひとりで、合計四人（十六・七パーセント）に副作用があった。しかし、東邦大学泌尿器科講師の永尾光一氏は、「いずれも軽微な副作用であり、また鼻閉以外の副作用を訴えた三人も二回目の服用からはそれが消失している。バイアグラの安全性はきわめて高い」と報告している（「メディカルトリビューン」二〇〇一年一月二十五日号）。

補足だが、バイアグラ使用者の体験談に多いのは、使用した翌朝に体がすごくだるかったということである。これも副作用の一部なのかもしれないが、がんばりすぎたせいもあるだろう。このへんは自己管理が必要かもしれない。

性欲増進剤、催淫剤ではない

バイアグラに対して性欲増進を期待している人は多い。しかしこれは間違いである。バイアグラにそういう効能はない。

バイアグラが脳のレベルで性的興奮を高める「媚薬」ではないのは、バイアグラの作用の仕組みをみれば明らかである。

男性は性的刺激を受けると、脳や脊髄の勃起中枢が興奮し、それが勃起神経を介して陰茎海綿体に伝わる。すると、陰茎海綿体に血液が急激に流れ込み、スポンジのように血液を貯留し、陰茎はむくむくと大きく硬くなって立ち上がってくる。これが勃起の大まかな仕組みである。

このときの体内物質の働きは、二一九ページの図を参照していただきたい。性的に興奮すると神経の末端から一酸化窒素が放出されて、神経刺激を伝える物質ｃＧＭＰを陰茎海綿体の中で増加させる。すると、陰茎の血管平滑筋は弛緩し、血流が増えて勃起が起きる。

ＥＤ患者はｃＧＭＰが少ないか、あるいは陰茎海綿体の反応が低下している場合が多い。バイアグラはこのｃＧＭＰを分解する酵素ＰＤＥ５の働きを妨げる作用がある。この酵素の働きが妨げられれば、必然的にｃＧＭＰは増加する。そして速やかに血管平滑筋は弛緩し、通常よりも血流が増えて勃起を促進する。

つまりバイアグラは性的興奮が起こった場合のみ、陰茎海綿体のレベルで作用するのである。したがって、性的興奮が起こらなければ、バイアグラの効果はない。性的興奮がおさまっていけば、バイアグラの効果も消えていく。しかし、たとえ射精が終わったとしても、ふたたび性的刺激を受けて興奮すれば、バイアグラの効能が再開されて勃起力が復活する。つまり脳とペニス、興奮と勃起の連携がとても良好・円滑になるのである。

薬の作用とは別に、バイアグラを飲んで「よし、やるぞ！」と気合いを入れれば性欲増進剤を飲んだかのように興奮度はアップするだろうが、これはプラシーボ効果（思い込みによる偽の効果）であるので誤解のないように。

保険は使えない

バイアグラは保険適用外であるため、購入は自己負担となる。販売・製造元のファイザー製薬の処方希望価格は、二十五ミリグラム一錠千百円、五十ミリグラム一錠千三百円である。しかも診察料、検査料なども保険適用外である。私が病院と薬局で支払った総額は約二万円であった（初診、バイアグラ六錠分、長時間のＥＤ検査はなし）。これをどう見るかは個人差があるが、庶民感覚に照らし合わせれば当然「高すぎる！」に決まっている。

■バイアグラの選択的PDE5阻害作用

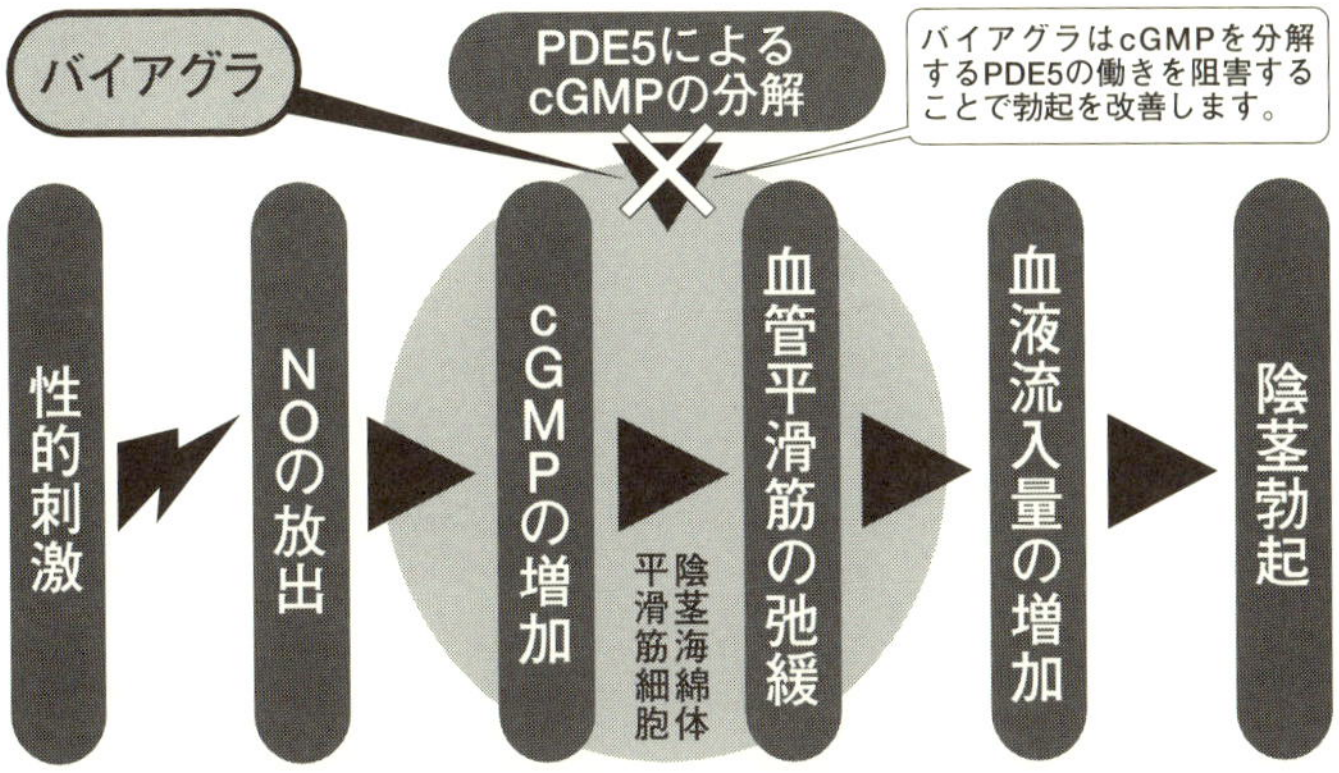

※NO：一酸化窒素、cGMP：サイクリックグアノシン一リン酸、PDE5：ホスホジエステラーゼ タイプ5

資料提供：ファイザー製薬株式会社

なぜＥＤ治療は保険適用されないのか。厚生労働省の主な見解は、「バイアグラは生活改善薬であり、根本治療薬ではない」ということである。しかしこれはどう考えても、納得できない。

「根本治療薬」とは、文字どおり病気を根本的に治す薬のことをいう。たとえば抗生物質が代表格である。それに対して「生活改善薬」とは、病気治療が目的ではなく、生活の質を高めるための薬である。たとえば女性の避妊に使う低用量ピル、禁煙のために一時的にニコチンを体に取り込むニコチンガムなどがそれに当たる。

避妊や禁煙は明らかに病気の治療を直接的な目的にしたものではないと納得がいく。しかし、なぜＥＤを治す目的のバイアグラがそれに含まれるのだろうか。つまり厚生労働省は、EDを病気と見なしていないのだ。

ファイザー製薬は、この見解に対して異議を唱えている。同社の広報部は、「バイアグラは単なる生活改善薬ではなく、病気の治療を直接的な目的とした治療薬です」と断言している。また、バイアグラは一時的な効果であるから根本治療ではないという見解については、「一時的に血圧を下げる降圧剤は、きちんと保険適用されています。それなのにバイアグラを『一時的な効果』という理由で保険適用から外すのは、整合性がないのではないでしょうか」と主張している。日本泌尿器科学会も、厚生労働省の見解については異議を唱え、せめてEDの検査だけでも保険適用を認めるよう同省に要請している。

私も診察を受けてバイアグラを購入した者のひとりとして、厚生労働省はED治療に保険適用を認めるべきだと言いたい。こういう問題で最も重要なのは、患者側が声をあげることである。電話、ファックス、メールなどで保険適用の要望を訴えよう。なにせ一千万人もの潜在的患者がいるのだ。ひとり一回ずつ陳情すれば、さしもの厚生労働省も大慌てで方針転換するかもしれない。

個人輸入代行業者からの購入はやめよう

医師の処方を受けて薬局からバイアグラを購入するのではなく、個人輸入代行業者からバイアグラを入手する人は多い。この本を書くにあたって、私はいくつかの輸入業者を取材したが、

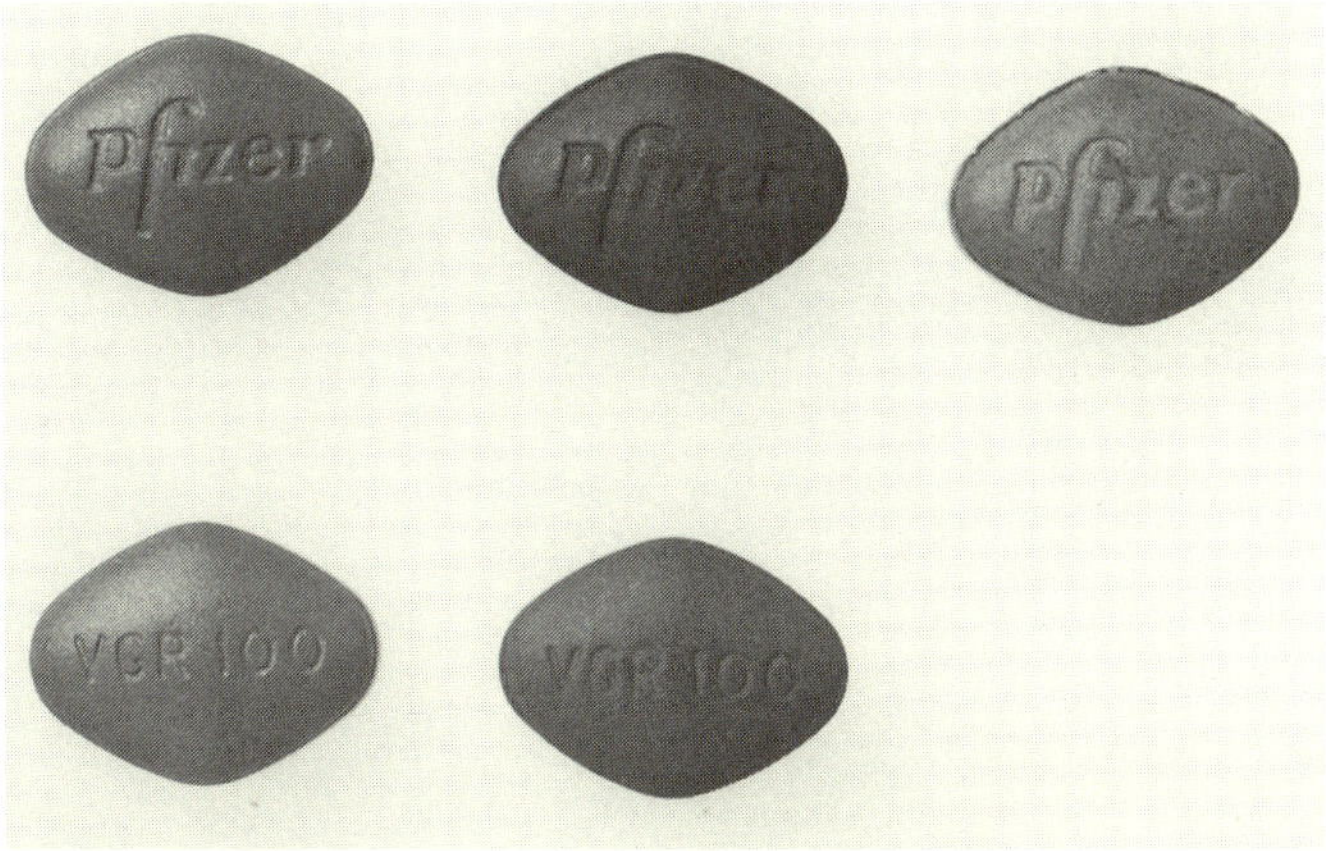

※偽造バイアグラ（中央列上下・右列）。左列上下は真正品。

資料提供：ファイザー製薬株式会社

経営者たちは口をそろえて、「厚生労働省が認可してから売り上げが落ちるどころか、ますます上がっている」と豪語していた。ある社長などは「ファイザー製薬がキャンペーンをやればやるほど、こちらに注文が集まるからありがたいよ」とまで皮肉っていた。

　ある輸入業者の推定では、三〜四百万人が個人輸入に頼っているという。インターネットからの注文がダントツに多い。最近ではあからさまに店を構えて、「バイアグラ処方箋不要」などと大きな看板を出す業者が増えてきた。薬品の個人輸入自体は一定条件を守るかぎりは合法であり、私も基本的には賛成である。欧米に比べてわが国の薬品の認可は遅すぎる。病気によっては一刻も早く新薬を試したいという患者がいる。そういう場合は個人輸入に頼らざるを得ないし、その使命感に燃えている輸入業者を私は実際に知っている。だからバイアグラに関しても、一九九九年一月の承認以前に輸入業者に注文が殺到したのは仕方ないと思うが、いまは状況がぜんぜん違う。すでに厚生労働省の認可は下りているのだ。堂々と薬局で買えるのだ。

なぜそれでもバイアグラの個人輸入は廃れないのだろうか。理由は簡単だ。病院・薬局では保険が使えないので高いからである。業者によっては薬局の半値で販売している。しかも病院の初診料、検査料などはいっさいかからない。診察での恥ずかしい思いをしなくてもいい。

しかしここで改めて強調したいのは、医師の診察・処方は欠かすべからずということである。特に根深い原因がある場合は、適切な治療を受けずに放置しておけば、ますます症状は悪化してしまう。軽症であっても油断はならない。少なくとも自分自身のＥＤが心因性なのか器質性なのかぐらいは把握しておくべきだ。

別に脅すつもりはないのだが、もうひとつ不穏な情報を提供しよう。最近は輸入品のバイアグラの中に、偽物が出回っているのだ。ファイザー製薬が二〇〇〇年秋に輸入代行業十三社が手がけたバイアグラを調べたところ、有効性分のクエン酸シルデナフィルが四十パーセントも少ない偽物錠剤が二社から見つかった。そのため同社は法的措置を検討すると共に、個人輸入代行業者に対するチェック体制を厳しくしている。

しかし同社の努力には期待するが、実際に偽物の横行を食い止めるのは不可能に近いだろう。前ページの写真を見てほしい。社名の刻み方、形、色は驚くほどそっくりで、素人にはまったく見分けがつかない。今後もチェック体制の網の目をくぐり抜けていくのは間違いない。すでにお隣の韓国では、個人輸入代行業者の約八割から偽バイアグラが見つかっているのだ。

唯一、絶対に偽バイアグラを掴まない方法は、医師の処方を得ることしかない。この安全性の確保は、多少割高についたとしても、十分に納得いくことだ。

４◆バイアグラ以外の薬剤について

ユープリマ（塩酸アポモルフィン）

バイアグラの有効率は七十四・四パーセント（日本臨床泌尿器科医会の調査結果）であるから、単純計算では二十五・六パーセントの患者は効き目がなくて困っていることになる。また、心臓の持病などで服用を断念せざるを得ない患者も少なからずいる。そういう場合は、他の薬剤に望みを託すしかない。しかし残念ながら、ＥＤ治療においては、バイアグラ以外で厚生労働省の認可を受けている化学物質の内服薬はいまのところない。数社で研究開発が進められているが、いつ発売になるか見通しがつかないのが現状である。

認可の最有力は、武田薬品とアボット・ラボラトリーズ社の合弁会社・ＴＡＰ社が開発した

「ユープリマ」（欧州では「イクセンス」）である。この薬剤はバイアグラとはまったく性質が異なる。バイアグラは陰茎海綿体に働きかけるが、ユープリマは脳に働きかける。有効成分の塩酸アポモルフィンは、神経伝達物質ドーパミンに似た作用があり、大脳辺縁系での性的刺激の伝達を活発化して勃起を促進する。つまりバイアグラは効果の前提条件として性的興奮がなければならないが、ユープリマは性的興奮そのものを直接的に高める効能があるのだ。もしこれが承認されれば、バイアグラとの組み合わせで海綿体と脳の両方への効果が可能になる。しかし問題なのは副作用だ。ユープリマは使用時に吐き気が起きるときがある。このために認可は見送られ、調査が進められている。

血管作動薬

パパベリン、プロスタグランディンなどの薬剤は血管の平滑筋弛緩作用があり、陰茎海綿体の平滑筋を弛緩させて勃起を起こす。これは勃起反応の検査法で用いられている。これを治療法にも応用して、陰茎海綿体に血管作動薬を自己注射する方法がある。医師の診断を受けて、患者それぞれに適した薬液の調合や量などを決める。それを「カクテル」と称する医師もいる。注射器は糖尿病のインシュリン注射に用いるのと同じ小さなもので、オートインジェクターにより瞬時に刺して注入するため痛みはほとんどない。局部をマッサージしながら五～十分も待てば、ものの見事に勃起してくる。約一～二時間は持続するので、その間にセックスをすれば十分に挿入行為ができるというわけである。

この自己注射法は、オーストラリアの泌尿器科医、ジャック・バイスマンが考案したので「バイスマン治療法」と名付けられている。有効率は九十〜九十五パーセントと言われ、副作用がほとんどないので、バイアグラ以前は欧米などで主流の治療法であった。現在でもバイアグラの効果がない場合、心臓の持病がある場合などに用いられている。

しかしわが国でこの治療法を行うには難関がある。欧米では認められている自己注射が法律で規制されているのだ。あるＥＤ治療の権威者は「この方法に関しては、日本は世界の孤児と言ってよい」と嘆いている。しかし患者自身が注射するのは違法だとしても、医師に注射をしてもらった後に行為をすればいいわけである。それは専門医の間で「ホテル直行法」と呼ばれるれっきとした治療法である。主に心因性ＥＤを対象とし、患者の自信回復を目的とする。パートナーは病院近くのホテルか自宅に待機しており、医師の注射で勃起した患者はそこに直行するのだ。一〜三回の施行で七十パーセントが完治すると言われる。ただし、難点は「慌ただしさ」である。勃起状態のままで外を歩行（走行）したり、電車やタクシーに乗ったり、運転したりする気概が必要だ。

漢方薬

化学薬品が不可能であっても、まだ諦めてはいけない。漢方がある。有効率のデータはないが、器質性よりも心因性に効果が高いと言われ、西洋医学の医師からも高く評価されている。化学薬品と比べると即効性に欠けるが、そのぶん副作用の心配はない。漢方の専門家から指導を受けて、バイアグラを使えない患者に処方するED専門医も増えている。

漢方でEDに相当する用語は「陰萎《いんい》」である。漢方の考えでは、六十歳を過ぎてから加齢に伴って精力減退する陰萎は自然の摂理とする見方があるが、青壮年の陰萎は十分な治療価値があると考えられている。陰萎は漢方的には「腎」の虚によることが多いと考えられ、漢方療法はこの虚を補うことを目的にする。「腎」とは西洋医学の腎臓という意味のほかに、漢方では元気の宿るところと言われ、生殖機能と関連があると考えられている。体力・精神力が落ちて陰萎などになりやすい状態を「腎虚《じんきょ》」と呼ぶ。

この治療の代表的漢方薬は、八味地黄丸《はちみじおうがん》、柴胡加竜骨牡蠣湯《さいこかりゅうこつぼれいとう》、桂枝加竜骨牡蠣湯《けいしかりゅうこつぼれいとう》、補中《ほちゅう》益気湯《えっきとう》などである。どれも滋養強壮作用では共通するが、それぞれに特徴があり、症状、体質、体格などの所見を総合して決定する。この選択は専門医でも非常に困難と言われるが、日本性機能学会理事長の白井將文氏が漢方の判断基準をわかりやすく点数化した表を作成しているので、自分自身に適した漢方薬をチェックしてみよう。

■ＥＤの漢方療法

A群の計とB群の計より下表に点数をあてはめて漢方剤を決定する

A群	はい	いいえ
1. 何かしたり言ったりするのが不安である	1点	0点
2. 物事にこだわってよく悩む	1点	0点
3. 気分がすぐれなかったり気がめいることが多い	1点	0点
4. イライラしたり、すぐ怒ったりする	1点	0点

B群	はい	いいえ
5. 下痢をしやすい	2点	0点
6. 食欲がない	2点	0点
7. 体がだるい	2点	0点
8. 疲れやすい	2点	0点

A群の計	B群の計	処方漢方剤
1点～4点	2点～7点	桂枝加竜骨牡蛎湯
	0点～1点	紫胡加竜骨牡蛎湯
0点	2点～7点	補中益気湯
	0点～1点	八味地黄丸料

出典：白井将文監修『性機能障害』南山堂

5◆薬物療法以外の治療法

勃起補助具

薬に頼らない方法もある。まず勃起補助具を使用する方法を紹介しよう。

大人のおもちゃの店などに行くと、この種の商品がずらっと並べられているが、商品名やデザインの仰々しさのわりに実際の効果は疑わしいものが大半である。まず信用しないほうがいい。非医療的な器具を使用してペニスに怪我を負ったら、それこそ恥ずかしくて病院にも行けない。薬剤と同様に、勃起補助具のほうもきちんと専門医の指導を受けてから使用するのが鉄則だ。

ＥＤ治療の一環として定着しているのは、陰圧式の勃起補助具である（写真参照）。これは厚生労働省の承認を受けている立派な医療用器具である。有効率は約九十パーセントと言われ、薬剤なしで勃起を起こすには最も確実な方法である。

使い方は次の通り（図参照）。潤滑ゼリーをペニスに塗布してシリンダーに挿入する。そこに手動式のポンプをつないで、ポンプを操作しながらシリンダーの内部を徐々に真空にしていく。真空になるに従って、体の血液が陰茎海綿体に移動してきて、人工的な勃起が起きる。しかしシリンダーを外すと元通りになってしまうので、陰茎の根元にゴムバンドを装着してペニスを圧迫する。そうすると、三十分ぐらいまでは安全に勃起を維持することができる。ただし、三十分以上陰茎の根元をきつく締めておくと、陰茎の血流が低下して後遺症を残すことがあるので要注意。また持続時間と硬度で不満が残るかもしれない。挿入前に使用するにしても、シリンダーとポンプを使う煩雑な手作業なので行為を中断しなければならず、ムードが壊れてしまうのが心配だ。この点はパートナーの理解が必要である。もちろん三十分以内で十分という人には心配無用。

この陰圧式の勃起補助具は、三矢株式会社で販売している「ベトコ」が有名である。同社の岩田弘社長がホームページ上で発表している自叙伝『ベトコ　愛の出会い』(http://www.vetco.co.jp/vetco_story/vetco_s.htm)は一読に値する。執筆当時七十三歳であった岩田社長は、六十一歳のときにＥＤになったが、アメリカでベトコを試して見事に復活したという。そして自分と同じようにＥＤに悩む日本男性にも「青春を取り戻してあげたい」と使命感に燃えてベト

■陰圧式勃起補助具

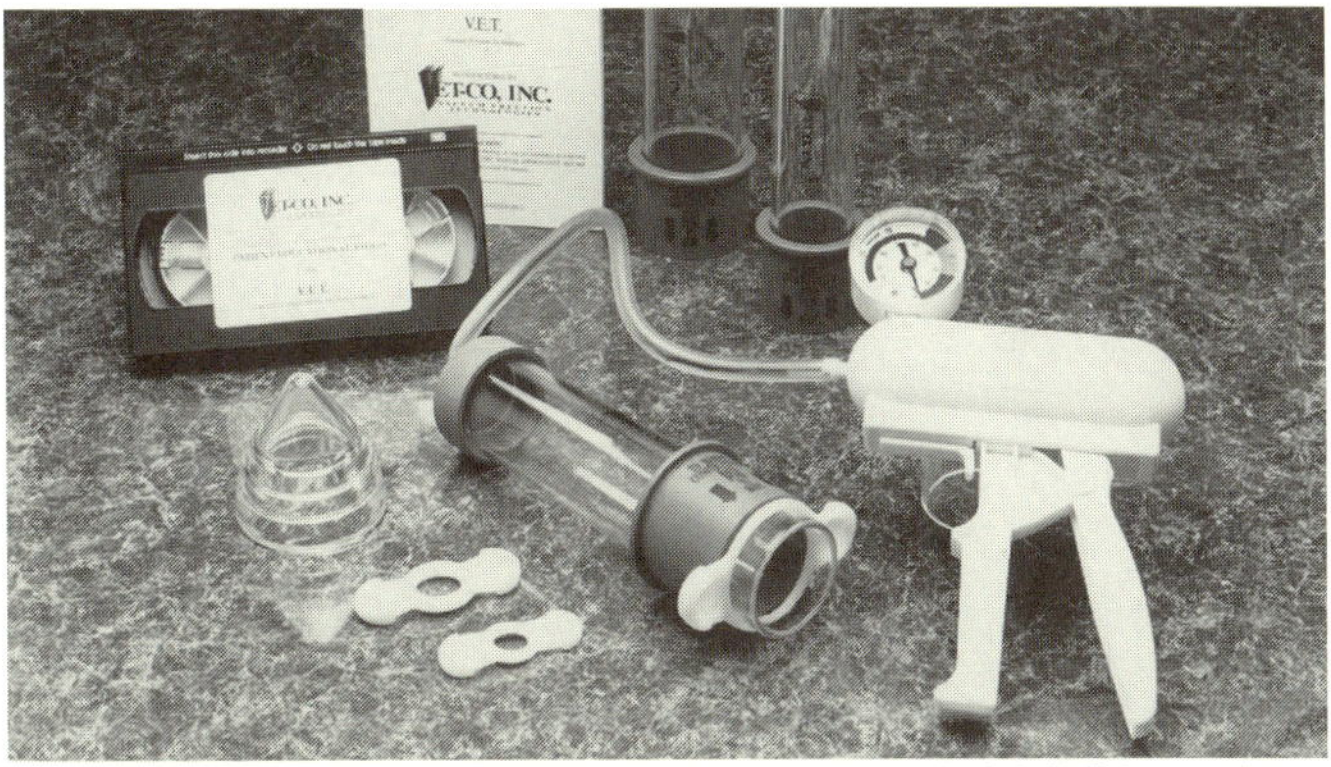

※写真は商品名「ベトコ」。真空吸引力によってペニスに血液を充満させ、締めつけバンドで血液を閉じ込めることによって勃起を維持する。

資料提供：三矢株式会社

■陰圧式勃起補助具の使用法

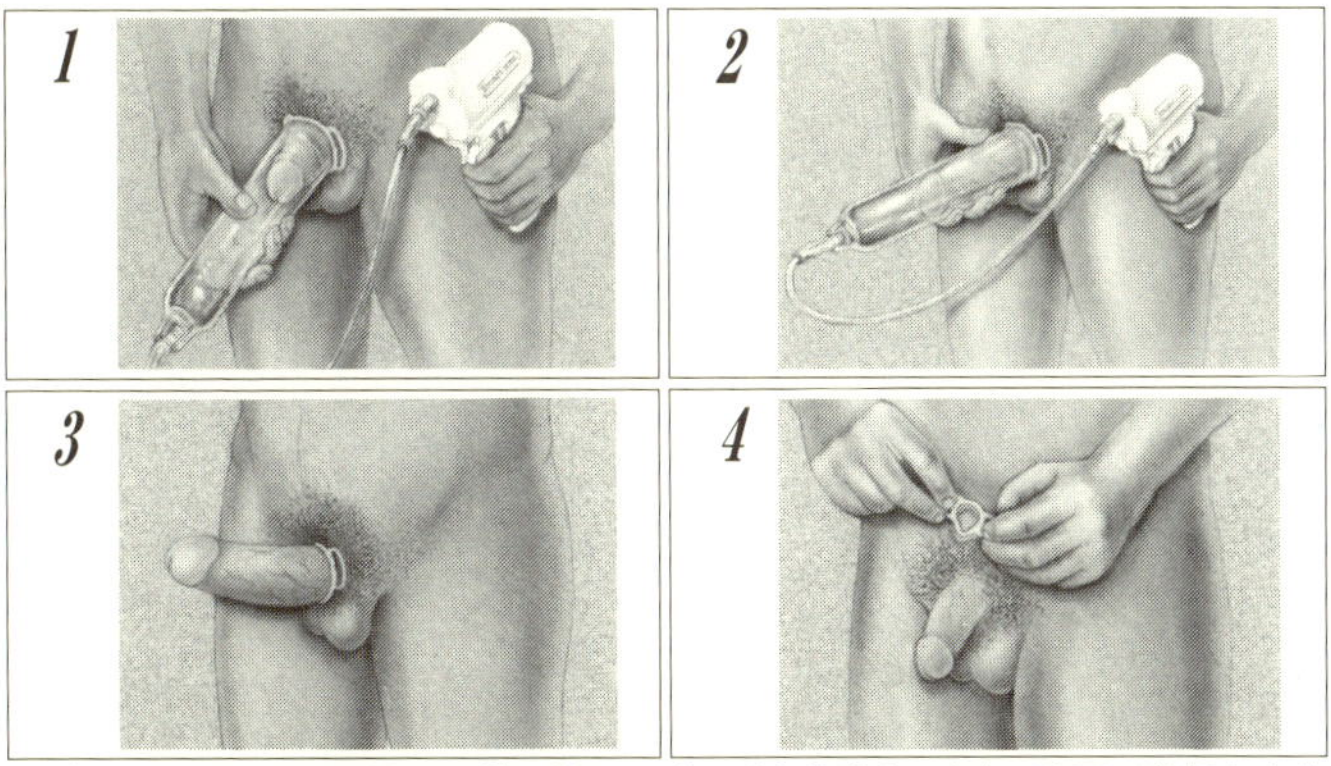

※プラスティックの円筒を陰茎に被せてポンプを作動させ(1)、陰圧で勃起した後(2)、専用バンドで固定する(3)。使用後はバンドをはずすと元通りになる(4)。

資料提供：タカイ医科工業株式会社

コの輸入を始めたそうだ。

岩田社長が自ら描いている復活の場面は、迫力満点だ。

「すでにわがペニスは、雄々しく、しかもいままで見たこともないほど巨大になって屹立しているのです。これまでのようにだらりと情けなくうなだれてはいません。五十度の角度で怒張していました。それを見て、長い間空閨に愚痴っていた妻が目を輝かせております。『凄いわ』。声がうわずり、尊敬の眼差しなのです。男はオスです。オットセイとまではいかなくても、ベッドでは本来、女性に対して力強く君臨しなければなりません。それでこそ、男ではありませんか。行為は無事終わりました。二十三歳年下の妻を、六十六歳の私が十分満足させることが出来たのです」

これからベトコを使用する方々は、この描写を思い浮かべてイメージトレーニングをしてみたらどうだろう。岩田社長の精力の百分の一くらいは頂戴できるかもしれない。もっともこの描写にプレッシャーを感じて、逆にベトコを使いにくくなる人もいるだろうが……。

鍼灸

東洋医学に治療を委ねる選択肢もある。鍼灸医学においてＥＤ（陰萎）治療の研究は着実に進んでおり、その治療法と成果は数多くの文献に報告されている。

その第一人者である鍼灸学士の辻本考司氏（ティズ鍼灸治療室代表）は、泌尿器科医と連携

■ＥＤに効果のあるツボ

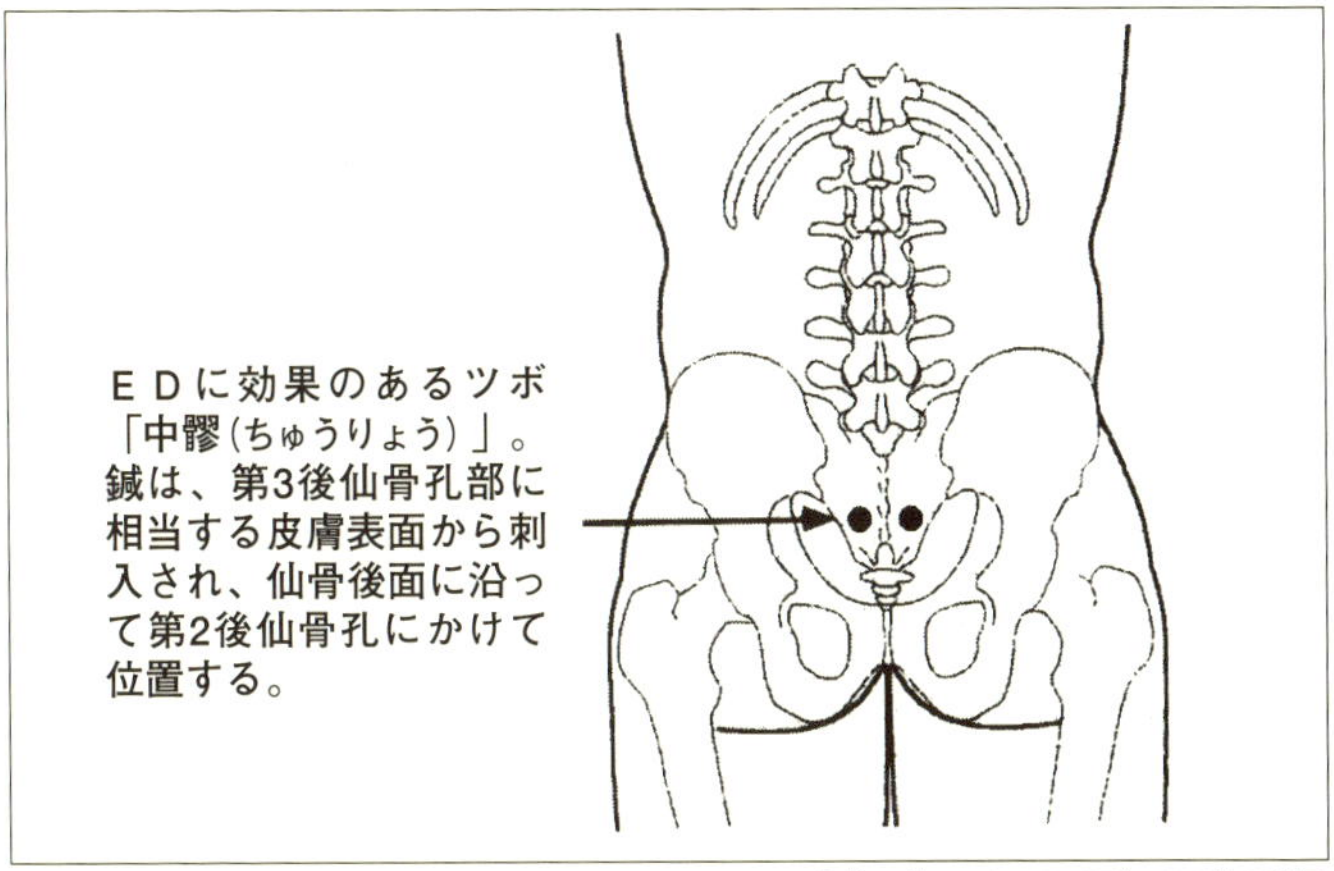
ＥＤに効果のあるツボ
「中髎(ちゅうりょう)」。
鍼は、第3後仙骨孔部に
相当する皮膚表面から刺
入され、仙骨後面に沿っ
て第2後仙骨孔にかけて
位置する。

出典：「IMPOTENCE」1998年6月号

して数多くのＥＤ患者に鍼治療を施してきた。ハイ・メンズクリニック勤務時代に、大阪医科大学泌尿器科、明治鍼灸大学との共同研究に取り組み、その成果を日本インポテンス学会（現・日本性機能学会）で発表した実績もある。

　辻本氏によると、鍼治療がよく効くＥＤの種類は、内分泌性（ホルモンの分泌異常）、静脈性、心因性の順であるという。静脈性というのは、正常なら勃起時に細く締まる海綿体の小静脈が締まらなくなり、血液が海綿体から小静脈へと漏れ出してしまうことなどを指す。

　辻本氏らの学会発表の症例は、二十六歳の独身男性で、鬱傾向による心因性と軽度の静脈性の混在型であった。性交時に十分な勃起が得られずに挿入は不可能であった。

当初は薬物療法を行なった。バイアグラの発売以前だったので、塩酸トラゾドン（抗鬱剤の一種）が処方された。しかし約四カ月の服用後にも効果があらわれず、薬物治療と鍼治療を並行して試みることにした。辻本氏らは、尻の少し上にある「中髎（ちゅうりょう）」と呼ばれるツボに、長さ六十ミリの鍼を刺した。この長さは腰痛治療などに使用する鍼の約二倍である。安全性に配慮するためコンピューター断層撮影（CT）を行ない、画像で鍼が骨盤内に届いていないことも確認した。そしてツボへ刺すときに、鍼を左右に四十五度ずつ回旋させる手技を用いて、約十分間にわたって仙骨神経の入口付近を刺激した。「このときの信号が脊髄にある勃起の中枢神経に伝わると考えられます」と辻本氏は説明する。

治療は週一回のペースで施行した。勃起状態の客観的データを得るために、エレクトメーターという検査器具で一カ月ごとに測定した。鍼の効果は徐々にあらわれ、一カ月後には「やや不十分だが挿入可能」となり、三カ月後には「正常、十分な硬さがあり、持続力も良く、正常な性交が可能」となるまで回復した。しかし四カ月目に鍼治療を休止して、薬物のみにすると、「不十分な勃起で、挿入困難」に戻ってしまった。一カ月後に鍼治療を再開すると、ふたたび勃起力は回復したので、明らかに鍼治療の効果が確認されたのである。

辻本氏らは、直腸がん手術後のEDに対しても同じツボへの鍼治療を試み、早朝勃起をするまでの効果を上げ、学会発表をしている。「客観的なデータで裏付けられ、誰が治療しても同じような効果が期待できるツボを探しているわけですが、中髎はその第一候補です」と辻本

■陰茎プロステーシス

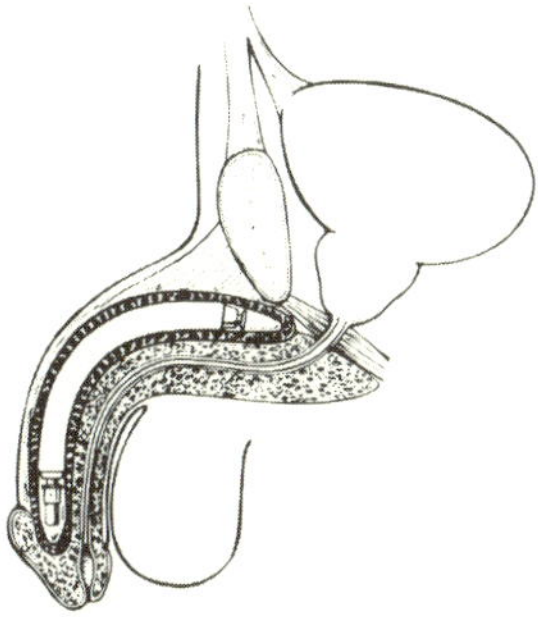

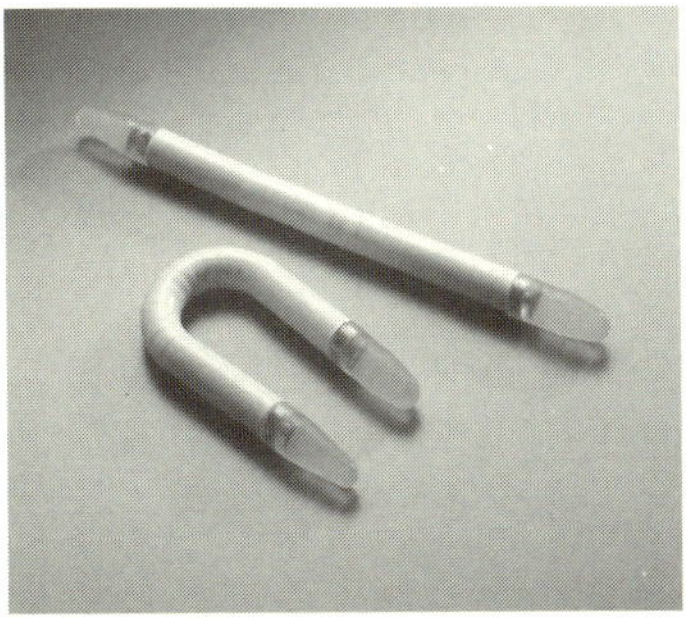

※手術例は「ノン・インフレータブル」が多数を占める。右は実物写真（ティム・メディカル・テクノロジー社製）。左はそれを埋め込んだ断面図。

資料提供：タカイ医科工業株式会社

氏は語る。

器質性や混合性の場合は数カ月の治療期間を要するが、心因性のみの場合は一、二回の治療で完治することもある。バイアグラが効かない人には朗報だ。もちろんバイアグラなど薬物との併用も可能である。

ペニス手術

究極のＥＤ治療法は、陰茎海綿体の手術である。専門的には「陰茎プロステーシス移植手術」と呼ぶ。陰茎海綿体の中に、陰茎に硬度を持たせるための支柱や機器（プロステーシス）を埋め込むのである。手術の成功率は九十五パーセントであり、安全性は極めて高い。術後の有効率も同様に九十五パーセントである。つまり手術さえ成功すれば性交できると言える。

プロステーシスには二種類ある。「ノン・インフレータブル陰茎プロステーシス」と呼ばれる型は、外側がシリコンのゴムでできていて、中に金属の線が入っている単純構造型である。シリコンによって陰茎組織を傷つけることを防ぎ、なおかつ金属によって陰茎にかなりの硬度を保つことができる。シリコンだけだと弾力性が強すぎてペニスはいつでも真正面に飛び上がったような形になってしまうが、金属を入れることでペニスは屈伸自在に折り曲げ調節できる。パートナーと風呂に入っているときは金属を下に折り曲げて委縮状態にしておき、いざベッドインになったら金属を上に折り曲げて勃起状態にすればいいのである。長所は比較的手術が容易、手術費が安価、故障が少ないことである。短所は外観が不自然、尿道の手術を困難にすることである。

もうひとつは、「インフレータブル陰茎プロステーシス」と呼ばれる高性能のハイテク型である。陰茎海綿体にシリンダー、陰嚢内にポンプ、お腹の中の膀胱近くにレザボア（液体貯留装置）をそれぞれ埋め込む。陰嚢のポンプを患者自身が手で作動させ、レザボアからシリンダーへ液体を流動させ、シリンダーをどんどん膨らませることで人工的な勃起を起こす。セックス終了後はスイッチを押すと、シリンダー内の液体がレザボアに移動するので委縮状態に戻る。長所は生理的な勃起に非常に近いこと、短所は比較的長期の入院、高価な手術費を要することである。

どちらのプロステーシスでも、手術の段階で、本来の陰茎海綿体の勃起機能は破壊される。

■EDの心理的原因

1◆現実心因：日常生活における現実的ないろいろな出来事による心理的ストレス

――――――――性的未熟、性的無知、過去の性行為の失敗、性器劣等感、性的習慣の罪悪感、新婚状態、初回性交、男女間のコミュニケーションのまずさ、女性からの抑制、失恋、不倫、疾患懸念、妊娠恐怖、性病恐怖、家庭内経済問題、家庭内の不慮の出来事、嫁姑問題、職業からの抑圧

2◆深層心因：心の奥底に潜んで抑圧された複雑な心理的ストレス

――――――――幼少時における心的外傷体験、母子の不分離、性否定的養育歴、エディプス・コンプレックス、両親への憎悪、異性に対する敵意、愛情葛藤、性に対する抑圧感情と罪悪感、性的嫌悪、抑圧された感情、無意識的な不安やにくしみ、ホモ・セクシュアル、近親相姦欲求

出典：白井将文編『泌尿器科Mook 3 インポテンス診療の実際』金原出版

すなわちこれは、最終手段なのである。器質的疾患のために勃起機能が完全に失われ、あらゆる手段でも全く効果が得られず、それでもなおかつ勃起を切望している患者のみを対象とする。勃起機能に異常がない心因性であるなら手術という選択肢はない。

6◆サイコセラピー（心理療法）について

サイコセラピーの採択

心因性ＥＤの場合は、泌尿器科的な治療アプローチだけでは不十分であるのは言うまでもない。心理的原因が何であるのか、どのような心のメカニズムでＥＤが起こっているのかを具体的に把握したうえで、心的外傷を治

癒していく必要がある。そのために、患者としてサイコセラピー（心理療法）を積極的に受けていくのは大切なことだ。

では、どのようなサイコセラピーがあるのだろうか。この採択は、患者それぞれの心因のあり方に大きくかかわっている。前ページの表は、実際に専門医の間で流通している分類表である。心因性ＥＤの「心因」は大きく二つに分けられ、この二者の病像にはかなりの差があり、治療技法も大きく異なってくる。

第一は、日常生活の場での出来事が心理的ストレスとなってＥＤを引き起こしている場合である。このような心因を専門的には「現実心因」と呼ぶ。性に関する事柄が多いが、性と直接的には関係しない事柄も十分にその範疇に入る。客観的に見ても深刻な事態が原因となることもあるし、ちょっとした言葉の切れ端のような客観的には大したことではない事柄もある。このような現実心因に基づくＥＤには、面接療法（カウンセリング）、再教育療法、行動療法などが有効である。

第二は、心の奥底に潜行する心理的原因がＥＤを引き起こしている場合である。このような心因を専門的には「深層心因」と呼ぶ。現実心因の場合は「これこれしかじかのせいでＥＤになった」と患者自身が心理的メカニズムに気づいていることが多いが、深層心因のほうは患者自身がうすうすしか気づいていない半意識的なことが多く、場合によっては患者自身まったく気づいていない無意識的なこともある。したがって、深層心因の解明や治療は困難であり、より専門的技法が必要である。精神分析などが有効である。
以下、各サイコセラピーの内容を簡単に説明しておこう。

各サイコセラピーの内容

──（a）面接療法（カウンセリング）

孤独に苦しんできて、とにかく自分を受け入れてほしいと切望している人に向いている。サイコセラピーの入口でもある。専門家の態度や言葉に対して、患者が受容・支持・保証を感じることがこの療法の核心である。

受容とは、悩みを丁寧によく聞き、十分にそれを理解して、共感を示すことだ。受容されたことを感じたことにより、話す側の不安、緊張は解けてくる。「これだけで回復する患者さんもいますよ」とある専門医は語っていた。逆に、「気のせいだ」「男なんだからしっかりしなさい」などと一喝したり、「君はノイローゼだから」といたずらに決めつけたり、「そのうち治るから放っておきなさい」などと安易な慰めを与えたりするのは、受容とは程遠い。

支持・保証とは、回復への希望と意欲を患者が得ることである。検査の結果を踏まえて、「あなたのＥＤは器質的異常によるものではなく、心理的な原因によって生じているからかならず治ります」と専門医がきちんと説明してくれることは、支持的カウンセリングの第一歩である。

(b) 再教育療法

性的学習がとぼしく、性的知識が不十分であるために、誤った考え方をして自己暗示的なEDに陥っている人に向いている。専門家から正しい性的知識を与えてもらうだけで回復につながることもある。次の話は、EDの心理療法の専門書『メンタルヘルスシリーズ　インポテンス』(同朋舎出版) に掲載されている実際の症例である。

ある大学生は受験勉強の頃から勃起力が低下したと思い込んで専門医を訪ねた。心因性と診断されたが、ぜんぜん治療効果があがらず、医師から「自分にうち勝て」と叱られる始末だった。ところが別の専門医に相談して、勃起状態のペニスを診察していたとき、彼が亀頭を触りながら「先生、ここが少し柔らかいんだけど……」と真剣に尋ねた。彼の勃起の判断基準は、亀頭の硬さであったのだ。医師が「そこは誰だって弾力性に富んでいて柔らかいんだよ」と説明すると、彼は納得して「いままで他人の勃起を見たことも触ったこともないので、まったくわからなかった」と語った。それだけで彼の問題は解消されたのである。

この大学生を診察した専門医は、「厳しい受験勉強に没頭して、性的知識の学習機会がなく、そのために誤った基準で勝手に判断して悩む青年は増えている」と指摘している。場合によってはマスターベーションの仕方、女性の性器の構造などの初歩から教える必要性もあるという。

(c) 行動療法

現実的な出来事によって不安が生まれ、何度も同じ失敗を繰り返すことで不安が条件づけられ、習慣的にＥＤを招いている人に向いている。行動療法は「条件反射」の学習理論に基づいた心理療法であり、心身症や神経症の治療によく用いられる技法である。心身症や神経症の症状は「不安」が学習されたことによるものと捉えて、治療としては学習された「不安」を解消するための再学習を行えばよいという考え方である。この理論を性的不安と勃起不全の心身相関にも当てはめたわけである。

実に多種多様な技法を行動療法は開発している。かなり具体的に性生活の教示をしていく技法を「セックス・セラピー」と呼ぶ。アメリカなどではベッドにおいて体位・姿勢をカップルに指導することもあるが、日本の治療現場では口頭でのアドバイスのみである。自宅やホテルでパートナーといっしょに実践し、治療者にその報告をしてふたたびアドバイスを受けるという手順を取る。したがって、パートナーの熱心な協力がなければ成り立たない。

次ページの図は、実際に行動療法のメソッドとしてＥＤ患者のカップルに勧められている体位・姿勢である。特に新婚ＥＤを対象としているが、もちろん倦怠期によるＥＤにも効果は期待できる。

〈第１段階　背後から女性を抱いて肌の触れ合いを楽しむ〉

ここでは男性側から不安や緊張を取り除くことが大切である。互いに目を合わせることがないので、男性は不安や緊張を和らげてリラックスすることができる。この姿勢のまま、男性は優しくゆっくりと女性の膣やクリトリスを刺激し、次第に強さと速さを増していく。女性のほ

■第1段階　背後から女性を抱いて肌の触れ合いを楽しむ

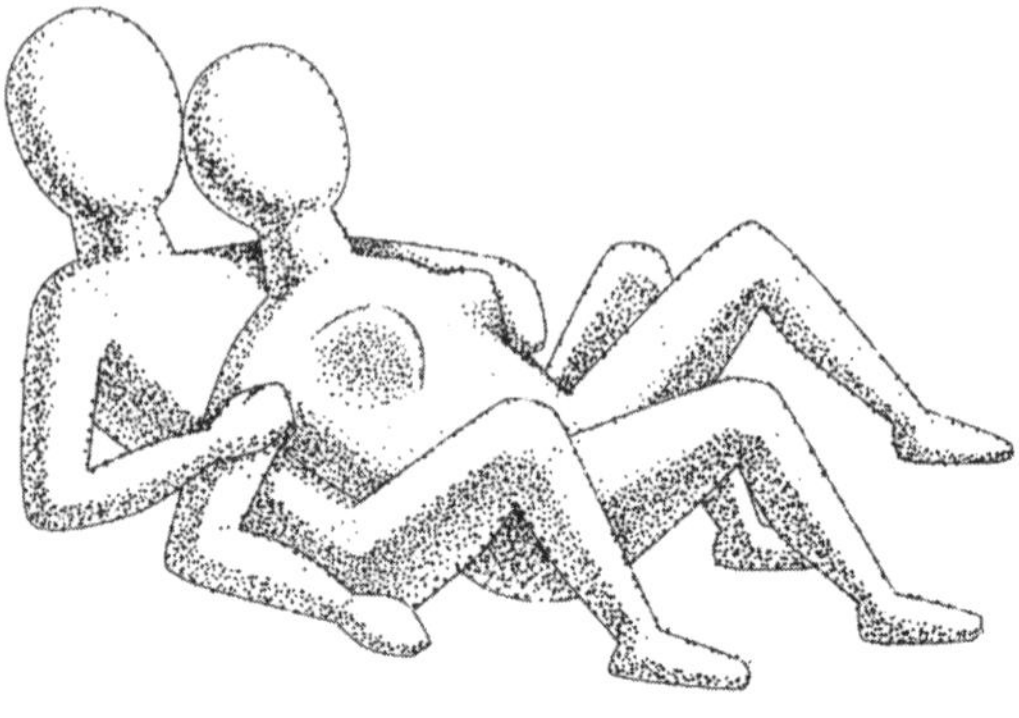

イラスト（240～242ページ）／芳川忠

参考文献：石津宏編集『メンタルヘルスシリーズ　インポテンス』同朋舎出版

うも、刺激してほしい場所を男性の手をとって導いていい。このプロセスを二～三分の休憩を挟みながら繰り返し行う。このときに、性的感覚に集中することが大切である。その間、女性はオーガズムに達しても構わない。むしろそのことによって、男性側に自信が生まれ、行為を楽しむことができ、自然に不安や緊張を取り除ける。

〈第2段階　女性からペニスをもてあそんでもらう〉

ここでは気軽に女性から性的刺激を受けることで、「女をいかせなければならない」というプレッシャーから男性が解放されることが大切である。まず最初は、この姿勢で男性が自分のペニスを擦るのを女性に見せる。睾丸や太股も撫でまわす。そしてしばらくして女性にバトンタッチする。女性は同じ行為で、初めは優しく、徐々に刺激の強さを増すよう

■第2段階　女性からペニスをもてあそんでもらう

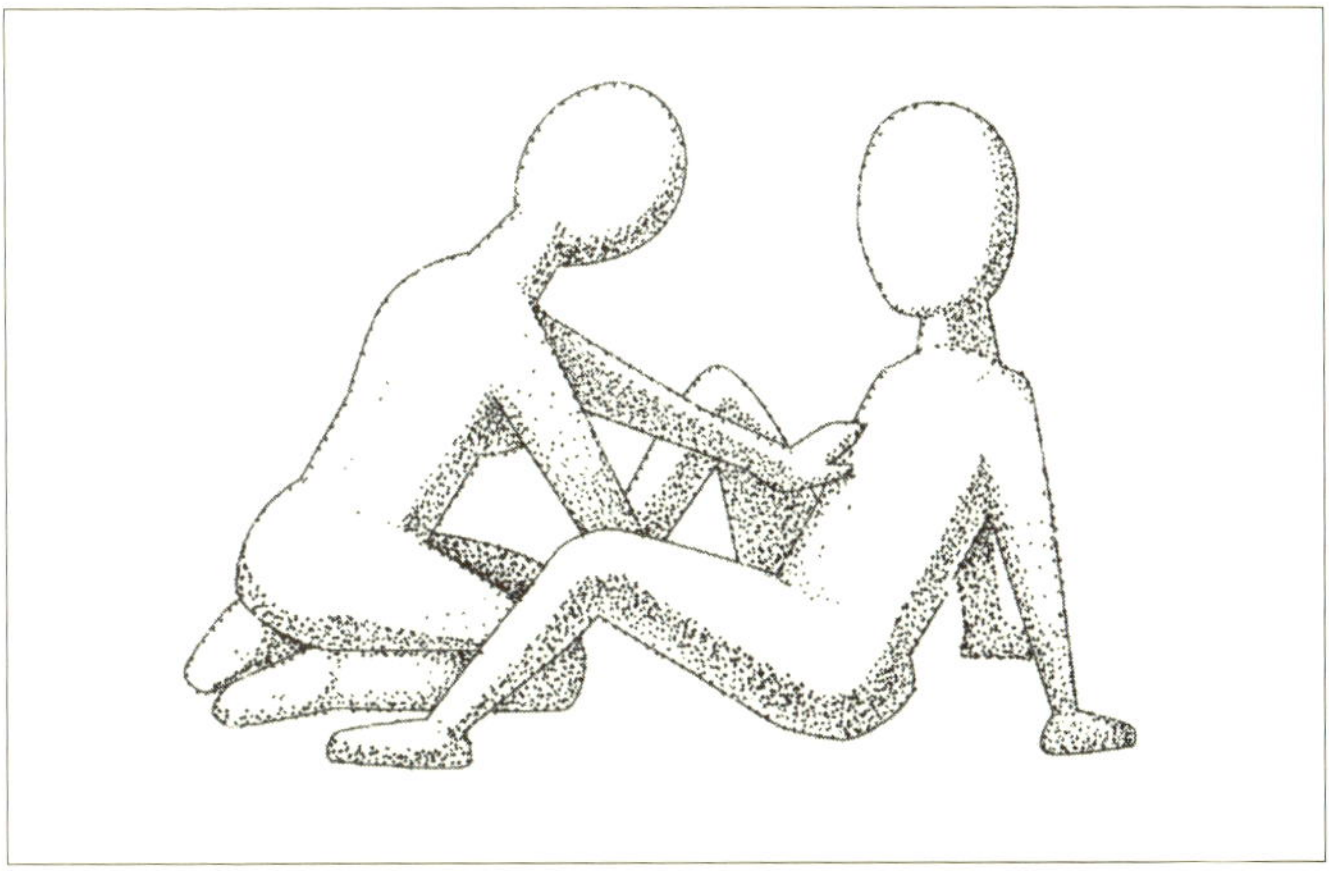

参考文献：石津宏編集『メンタルヘルスシリーズ　インポテンス』同朋舎出版

にして、ペニスや睾丸をもてあそぶ。大概の場合は、男性は興奮し勃起して、射精することもある。もし射精をしたら最低二～三時間は休憩を取る。疲労が激しいようなら、その日のレッスンは中止する。また、たとえうまくいかなくても焦りは禁物である。調子に乗って間をおかずに続けたために失敗し、「やっぱりダメか」と自信喪失してしまうと逆効果なので要注意。

〈第3段階　女性上位でゆっくり時間をかけて挿入する〉

男性の不安や緊張やプレッシャーを少しでも取り除くためには、男性上位よりも女性上位（騎乗位）のほうが有効である。男性側は動作が少ないので、リラックスしやすい。そのぶん性的感覚に集中できる。また、知らず知らずのうちに女性が進行の主導権を握ることになるので、膣へのペニスの挿入も達成し

■第3段階　女性上位でゆっくり時間をかけて挿入する

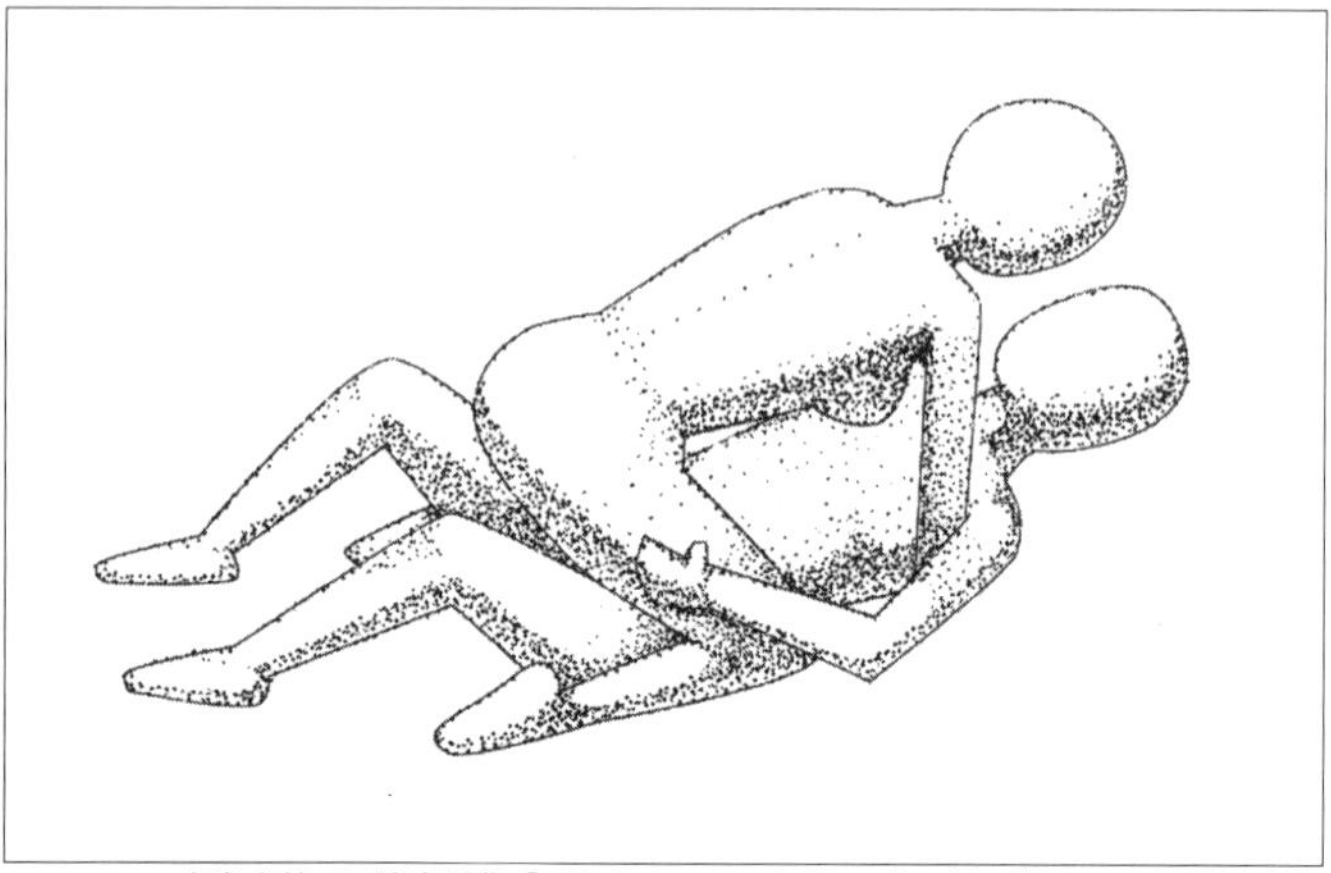

参考文献：石津宏編集『メンタルヘルスシリーズ　インポテンス』同朋舎出版

やすい。

しかしこの場合も、いきなり挿入しようとはしないこと。まず互いに愛撫し合って肌の感触を楽しむ。女性はここでもペニスをもてあそぶようにする。じっくりと時間をかけて、男性の興奮が高まるまで待ってから挿入する。この体位では、勃起が十分でなくても挿入は可能である。

挿入したら、しばらくは互いの性器の感触を楽しむ。そのうえで女性が能動的に、優しくゆっくりと動くようにしていく。クリトリスを刺激するのもいい。互いの気持ちがますます高まってきたら、女性は動きを速めたり強めたり、男性にも動くように頼んだりして、少しずつ男性の積極性を引き出していくようにする。これで男性が積極的になってきたら、側臥位や男性上位へと変化を試みていく。ここまで来れば、ほぼ不安や緊張は取り除かれている。

この行動療法での治療期間は平均二～三カ月、有効率は七十パーセントと言われている。順調にいけば一カ月くらいで性生活を問題なく営めるようになる。行動療法は目標がきちんと設定され、わかりやすいマニュアルも作成されているので、患者とすれば取り組みやすい。

―（d）精神分析について

深層心因によって引き起こされたＥＤで苦しんでいる人に向いている。精神分析は、有名なフロイトによって創設された深層心因に対する治療法である。フロイトの言葉では、精神分析は「抑圧された心的なものを意識化する仕事」なのである。

精神科医であるなら精神分析ができると短絡的に考えるのは間違いである。精神科医できちんと精神分析の技法を習得している人は少なく、薬物療法主流の精神医学界ではむしろ「異端視」されている傾向があるが、その有効性はフロイト以来の歴史が証明していると言っていいだろう。難点は、時間と労力がかかることである。

オーソドックスな技法は「自由連想法」と呼ばれ、半臥位の台（カウチ）に患者が寝て、心に浮かんでくることをすべてそのままに語っていく。治療者は患者の枕元でそれを筆記していく。治療が進むにつれて、患者に様々な反応が出てくる。治療者に対して反発や怒りの感情が出てきたり、治療者に抵抗して沈黙を続けることもある。これらのことを通して、無意識下に抑圧されていた感情や記憶が意識レベルに引き上げられてくる。そしてどのような問題が無意識の中にあったのか、どのような心理メカニズムでＥＤに陥っていたのかを洞察していくのである。

7◆心因性ＥＤを克服するために

自分自身の問題点を把握する

では、心因性ＥＤの患者の心得として最も大切なことは何だろうか。このテーマを本書の締めくくりとしたい。ＥＤ治療の第一人者に話を聞いた。

神戸市・三ノ宮駅前にある三聖病院は、全国初のＥＤ治療の専門病院である。泌尿器科医の斉藤宗吾氏が一九八八年に創設した。大学病院で診察を始めた一九五六年以来、斉藤医師は一貫して男性の性の研究を続け、四十五年間に一万人以上のＥＤ患者を治療してきた。日本インポテンス学会（現・日本性機能学会）理事、日本性科学会理事などを歴任し、一九八七年には性の研究の功績で日本医師会最高優功賞を受賞した。斉藤医師の研究は泌尿器科的領域にかぎらず、心因性ＥＤの患者の生育歴、体質、性格、心理、性歴にまで及んでいる。

斉藤医師は、心因性ＥＤを分析するために『セクシャル・パーソナリティ・テスト』を開発した。このテストは、「小さいときから母親に可愛がられて育った」（生育歴）、「人前に出ると顔がほてって困る」（体質）、「心配事が気になって眠れなくなる」（心理）、「オナニーを一度もしたことがない」（性歴）など合計百二十の質問で構成されている。満点は百六十点。点数は低いほうが良く、精神的に健康な人の平均は三十点である。心因性ＥＤに悩んでいる人は、六十点以上になることが多い。

「問題あり」とするテスト結果の割合を項目別に見てみると、全項目（四十五・六パーセント）、生育歴（三・二パーセント）、体質（十・三パーセント）、性格・心理（二十五・九パーセント）、性歴（十五・〇パーセント）になり、全項目に問題がある患者が半数近くを占めている。

斉藤医師は、心因性ＥＤの患者の代表的タイプを次のように解説する。

「ひとり息子や姉妹の中で男ひとりなど女性ばかりに囲まれている環境で過保護に育てられ、自主性・自立性が養われずに、母親依存が強いマザコンの人です。しかも、人前に出ると緊張しやすい交感神経緊張型ですね。さらに、集中力に欠け、内向的で怒りっぽくて、一度の失敗をいつまでも引きずるタイプです。性器に対する偏見など性知識が乏しいのも共通しています」

患者にとってはグサリとくる厳しい指摘であるが、現実は現実である。いつかは現実の自分と向き合わねばならない。自分自身の問題点を把握しなければならない。斉藤医師はその機会を提供しているのだ。そしてその厳しい指摘のみで終わるのではなく、斉藤医師の治療はまさにここから始まる。患者に問題点を示して、どこを改善していけばいいのかを熱心にアドバイスする。心理療法の採択など具体的な治療方針も決める。

「生育歴が問題なら、カウンセリング中心です。『身体的に異常はない』と自信を持たせて勇気づけることが肝心です。緊張しやすいタイプは、心身をリラックスさせる自律訓練法（行動療法の一種）を教えます。男性が失敗の不安を取り除いて相手との触れ合いを楽しめる性行為の指導も大切です。性知識がまったくない患者もいますから、初歩から教えることもあります。いずれにしろ、『セクシャル・パーソナリティ・テスト』の五つの分類のどれかには当てはまりますから、かならず治していける療法はあるのです。あとは、患者さんのやる気次第ですね」

また斉藤医師は、カップルを対象としたカウンセリングも治療には欠かせないという。

「なぜ勃起しないのかをわかりやすくカップルに説明するのです。そして、ふたりの間の調和が大切だということを説き、セックスは快く楽しむ行為であるということをわかってもらいます。特に女性の側には、『何回失敗してもいい』という気持ちを持ってもらいます。男性が心理的な原因でEDになるのは、女性の側にも問題があることは多いのです。たとえば、一回セックスがダメなだけでEDだと決めつけたり、『彼はセックスができない』と親に訴えるような、ゆとりのない若い女性が増えています。自分のパートナーは大丈夫と信じて、寛大な心を持ってやさしく接し、男性の緊張を取ってあげてほしいのです。性というのは結局、男と女のハーモニーなのですから」

斉藤医師に励まされ、帰宅途中にホテルに立ち寄って成功したカップルは数知れない。毎年正月になると斉藤医師のもとには、赤ちゃんの写真付きの年賀状がどっさり送られてくるそうだ。

ＥＤ時代を生き抜く英知

さて、心因性ＥＤの患者の心得として最も大切なことは何か。斉藤医師のアドバイスは次の三つである。

・自分の性的な能力（Capacity）を正しく評価し、間違っても過小評価しないこと。
・性に対しては性的な集中（Concentration）ができるか否かが決め手であり、このためには無用なものは避け、必要なことは仕事であれ、遊びであれ、物事に集中する習慣を身につけること。
・能力を信じて集中できるようにすると共に、性的な自信（Confidence）を持ち続けること。

斉藤医師は「この三つのＣを念頭に置いて性行為を実践することが肝要です」と語る。Capacity、Concentration、Confidence――これらは性的な領域を越えて、人間の営みのすべてにとって肝要であるのは言うまでもない。ビジネスでもスポーツでも、果ては私のような原稿書きにも共通する必要不可欠なことだ。そう考えると、ＥＤの治療を通して、患者たちは人生哲学を学んでいると言っても過言ではない。つまりＥＤからの回復は、この「三つのＣ」の心得を養うための修業となり、人間的に大きく成長していく絶好の機会になるのだ。

「いつまでもバイアグラに依存していてはいけません。自分自身が成長していけば、バイアグラに頼らなくても、心因性ＥＤを克服できるのです」と斉藤医師は語る。ＥＤの経験は決して損なことばかりではない。その経験を活かしていくことこそ、一千万人のＥＤ時代を生き抜く人間の英知ではないだろうか。

エピローグ

ＥＤを受け入れた意味

本文の中でもたびたび述べたことだが、最後にもう一度強調しておきたいことがある。ＥＤに対して患者がどのように向き合うかということは、常にパートナーと共有するべき問題である、ということだ。夫婦や恋人間のパートナーシップに調和を保つことを最優先していけば、自ずとＥＤに対する態度が決まってくるはずである。

このことを再考するために、あるＥＤ患者の体験談を紹介しよう。私が取材した中で、最も心を動かされた話のひとつである。

その男性は四十代後半のときに鬱病になった。仕事や人間関係のストレスが原因だという。あらゆることに意欲がなくなり、会社を休んで通院以外は家に引きこもり、一日中寝込んでいた。数カ月後に、妻の介護と薬物の効果のおかげで職場に戻れるまで回復した。

しかし鬱病以来、遅々として回復しないことがひとつだけあった。たまに朝立ちする以外はほとんど勃起しなくなったのだ。性欲そのものも減退していたが、それに輪をかけて勃起力の低下は惨澹たるものだった。

「あれが大きな境だったんでしょう」と彼はしみじみ振り返る。「もともと鬱病の前からほとんどセックスライフはなかったんですけど、あれを境に、完全に踏ん切りがついたんですよ」

なぜ彼は性生活を終えたのか。それは妻の病気が原因だった。

彼と同年代の妻は、先天性の股関節障害を患っていた。若いときはリハビリの成果で自力歩行ができたし、健康な子供を三人も産んだ。しかし、すでに三人目のお産の頃には、介助がないと歩けないほど症状は悪化していた。そして四十代から完全に車椅子の生活になった。

そういう妻を彼は親身に気づかってきた。病気のことは十分に理解していたし、障害者の妻を支えていく自信もあった。しかし性生活においては次第に、ふたりの間に齟齬が生じてきた。

「セックスっていうのは、夫婦の潤滑油なんだと思うんです。やっぱりそれができないと……」

妻は元気な頃は、人並みに性生活を送っていた。しかし股関節の症状がだんだん悪くなってくると、その最中よりも終了後に激痛が走るらしかった。彼女はよほどのことがないかぎり露骨に痛がらなかった。しかし痛みを堪えた表情や、しんどそうな脚の引きずり方を見るたびに、セックスが彼女を苦しめているのを夫は痛感した。

「それを見るのが辛くて。彼女が露骨に、嫌な感情をあらわにする人だったら、なんか反対に『なに言ってんだい！』みたいな態度を僕はしちゃったと思うんですよ。でも、『痛い』とか『しんどい』とか言わずに我慢している人だから、僕のほうから自制しなきゃって自然に思えたんですね」

だが、現役だった彼にとって、その自制は酷だった。辛抱できなくて求めてしてしまうこともあった。終えた後は、妻の苦痛が伝わってきて、自分自身を責め続けた。

そんな状態が続いているとき、彼は鬱病になった。そのとき、彼の心境にある変化が訪れた。

「僕が鬱になったときもね、彼女は体がすごくしんどかったと思うんです。でも、そのしんどさを僕にほとんど見せなかったんですよ。僕の前では明るく振る舞って、熱心に看病してくれて。僕は彼女がいなかったら、たぶん、自殺していたでしょうね。うん、ほんとにそう思ったんですよ」

それまでは妻のために自分を犠牲にしているという気持ちも心の片隅にあったが、鬱病で寝込んでいるとき、自分にとって彼女はどういう存在なのか、心の底から自覚した。

「あの人が、体のハンディを持ちながらね、一所懸命生きている姿にちゃんと向き合ってみて、なんかすごく励まされて、『やっぱり真剣に立ち直らなきゃ』って」

それ以来、夫婦関係の質が変わったという。それを説明するのに、彼は「絶対」という言葉を口にした。

「関係が絶対と思えるようになったんですね。だから、あの病気以来、自分は不能状態になりましたけど、僕たちの関係には大したことじゃないです。逆に僕のほうもできなくなって安堵したというか。セックスという潤滑油がなくても、発想を変えてみれば、もっと精神的な潤滑油が一杯ありますよ。ふたりでいろいろな苦労を乗り越えてきて、ようやく最近気づいたんです。『共に生きている』って実感するのが最高の喜びですけど、楽しく会話をするとか、いっしょに美術館に行くとか、そういう素朴なことだけでも十分に味わえます。だから僕はいまのほうが幸せですね」

夫婦のハーモニーを最優先に

この話の録音テープを聞きながら、「性は男と女のハーモニー」という言葉を私はかみしめていた。ＥＤ治療の大家である斉藤宗吾医師の言葉である。むろんこの言葉は、肉体的な結びつきのハーモニーというより、精神的な結びつきのハーモニーという意味のほうが大きいのだろう。この男性の経験を考えてみると、つくづくそれが大切であると気づかされる。

彼は夫婦の精神的な結びつきの中でＥＤを受け入れた。そしてそのために、夫婦のハーモニーが醸し出された。ＥＤがハーモニーに不協和音をもたらすどころか、ＥＤがハーモニーの中で共鳴した。こういう現実があるのもまた確かなのだ。なにもがむしゃらに強い勃起力を取り戻すことだけがＥＤへの対処ではないと改めて思う。ＥＤにどのように向き合うかということは、常にパートナーとの調和の中で考えるべきなのである。

しかし性のハーモニーを奏でるとは、言うは易し行うは難しだ。ここに興味深いデータがある。調布学園短大教授（臨床心理士）の荒木乳根子氏が代表を務める『セクシュアリティ研究会』が行った夫婦のセックスについてのアンケート調査結果である（二〇〇〇年六月実施、対象は四十～七十九歳までの男性四百十九人、女性六百一人）。特に注目すべきなのは、「望ましい性的関係」についての男女差だ。「性交渉」か「愛撫」か「精神的な愛情」かと聞いたところ、どの世代でも「性交渉」と答える男性は女性より二十～三十パーセントは多く、逆に「精神的な愛情」と答える女性は男性より二十～三十パーセント多かった。最も差が大きいのは六十歳代前半で、「性交渉」は男性六十四パーセント、女性二十五パーセントであるのに対し、「精神的な愛情」は男性十八パーセント、女性四十四パーセントであった。

これほど「望ましい性的関係」についての男女差があるのなら、セックスに対する感じ方や考え方が食い違っている夫婦が多いのも納得せざるを得ない。夫婦で性のハーモニーを奏でるとはまさに遠い理想で、たとえ夫婦を長くやっていても(あるいは長くやっているからなのか)、性の不協和音を辛抱しているのが現実である。そして大概の場合は、夫のほうが性交渉を強引に求めて妻を苦しませている。

具体的な問題を示そう。女性の性障害に性交疼痛という症状がある。セックスでの挿入時に膣に痛みを感じることをいう。若年の場合は心因性が多いが、中高年の場合は閉経が始まるときの更年期障害として訪れる。前出の調査結果によれば、更年期以降は多かれ少なかれ性交のときに痛みを感じた経験を持つ女性のほうが多数派である。そこで問題なのは、パートナーの男性がその痛みに思い至らないことだ。国立千葉病院産婦人科医長の大川玲子氏によれば、性交疼痛の患者には夫の要求に応えるために痛みを我慢している人が多いという。中にはバイアグラを使用してから夫の要求が格段に増え、苦痛に耐えられないと告白する患者もいるそうだ。

フランスでは一九九八年七月に、バイアグラで勃起力を回復した夫に二カ月間、連日連夜セックスを求められた主婦(三十六歳)が鬱状態になり、投身自殺するという事件が起きている。遺書には「もうこれ以上、私の肉体はあなたについていけません」と書かれていたという。これはもちろん極端な例であるが、わが国では決して起こらないとは誰にも言えないだろう。

私は基本的にＥＤの治療、バイアグラの使用には賛成であるが、そのために夫婦のハーモニーをぶち壊してしまう危険性もはらんでいるということは、筆者として言っておかねばならない。性について話し合ったり感じ合ったりしながら、夫婦のコミュニケーションを深め、互いのセクシュアリティの様相を理解し合う関係をつくることこそ、ＥＤ治療、バイアグラ使用の大前提である。

さて、「じゃあ、あなたの場合はどうなの？」という声が聞こえてきそうだ。それにも触れねばなるまい。バイアグラを手に入れて、さんざん妻と話し合い、その結果まだ使用しないことにした。それは「やっぱり自然がいい」という妻の言葉を尊重したからである。強いかどうかよりも、私たちの場合は、自然かどうかを選んだのだ。たとえ弱くなっても、たとえ早くなっても、とりあえずはナチュラル志向で行こうと思う。もちろん近い将来はお世話になるかもしれないので、バイアグラは大切に大切に保管しておくことにする。

あとがき

ＥＤについて人並みの知識しかなかった自分だからこそ伝えられることがあると思いながら、私はこの本を書いてきた。それは単純にいえば、素人だからこそ得られるいくつかの率直な驚きであり、やはり素人である読者の方々にもそれらを共有してほしかったのである。

まず驚きのひとつは、ＥＤの多様性に対する驚きであった。「ＥＤと言えば、糖尿病の中高年だよなあ」程度の認識しかなかった私には、多種多様な患者に出会うたびに「目からうろこ」の連続であった。いまでは、本書で紹介した数々の症例も多様性の中のごく一部であり、その裾野は限りなく広いと思っている。さらには、原因の複雑さにもひたすら驚いた。ことに心因性の場合は、生育歴などを含めて様々な要因が重層的に入り組んでおり、一筋縄では行かないことを痛感した。

しかし多様であり複雑であることは、特殊であることではない。私が描いた患者像を「特殊」とする感想を持つ人はいるであろうが、それに対しては誤解と言わざるを得ない。取材でわかったことだが、これらに比肩する症例は、実際の治療現場にゴロゴロしている。試しに専門家が書いた心因性の症例集をひもといてみれば、より理解を深められるのではないかと思う。私がいちばん恐れているのは、具体的な患者像に対して「特殊」と烙印を押すことで心因性ＥＤの偏見が助長されることである。多様さ、複雑さの中に普遍性を見いだすことは何より大切であり、年齢に関係なく、誰でも心理状態によってはかかり得る病気であることを改めて強調しておきたい。

また、さらにもう一歩踏み込んで私が驚いたことを挙げるとすれば、勃起しないという現実に対して患者自身が実に様々な心境でいるということだ。本書で描いた患者だけを垣間見ても、それが十人十色であることは納得していただけたのではないかと思う。

手前味噌になるが、この心境の幅広さを描けたことは、長期間にわたってコツコツと取材を続けてきた成果だと自負している。もし医療関係者からしか情報収集をせず、患者の紹介まで安易に頼っていたら、積極的に治療をしている患者像だけを念頭に置くことになり、非常に一面的な描き方しかできなかったはずだ。私の知るかぎり、これまでのＥＤルポルタージュは、この限界を越えていない。しかし今回は、病院に行かないどころか、ＥＤを積極的に受け入れている患者（本人は「患者」と呼ばれたくないだろうが）まで描けたのは非常に幸運であった。

すべての方々が個性的で印象深かった。誰もが私に刺激を与えてくれた。私は彼らの話の中にドラマチックな要素を見つけるたびに感動を覚えた。それが私にとって執筆の大きな原動力になったのは確かだ。

「EDはドラマである」といったら、「他人事だと思って勝手なこと言うな！」と怒られるであろうか。いや、怒られてもいい。私はあえてそう言う。EDには人それぞれのドラマがある。それだけ奥深いことなのだ。それだけかけがえのないことなのだ。私はその一端を知ることができたのだからライター冥利に尽きると肝に銘じなければならない。

最後にこの場を借りて謝辞を述べさせていただく。

本書は取材の難しさもさることながら、空前の出版不況のもとで当初の版元予定の出版社が閉鎖されるなど予期せぬ様々なトラブルに遭遇し、大変な難産に陥っていた。何度も挫折しかかりながら断念せずに書き続け、このように満足のいく形に仕上げられたのは、企画立案の段階から編集者の徳永修さんが筆者を熱心に支えてくれたおかげである。また、宙に浮いていた本稿を評価してくださり、本として世に送り出してくださったのは、晶文社編集部の安藤聡さんである。おふたりには心から敬意を表する。さらに、取材を快諾してくださった登場人物の方々、専門家の諸先生方、数々の資料を提供してくださったファイザー製薬、タカイ医科工業、三矢の各社に心から感謝の意を表したい。みなさん、本当にありがとうございました。

二〇〇一年　初秋

豊田正義

＊本書に対する忌憚のない感想をお寄せください。ＥＤ患者本人やパートナーの意見、大歓迎です。Ｅメールは「QYZ11751@nifty.ne.jp」。郵便は晶文社編集部気付でお願いします。

●慶應義塾大学病院　泌尿器科
〒160-8582 東京都新宿区信濃町35　電話03-3353-1211
●駿河台日本大学病院　泌尿器科
〒101-8309 東京都千代田区神田駿河台1-8-13　電話03-3293-1711
●昭和大学藤が丘病院　泌尿器科
〒227-8501 神奈川県横浜市青葉区藤が丘1-30　電話045-971-1151
●聖マリアンナ医科大学病院　泌尿器科
〒216-0015 神奈川県川崎市宮前区菅生2-16-1　電話044-977-8111
●長野赤十字病院　泌尿器科
〒380-8582 長野県長野市若里5-22-1　電話026-226-4131
●富山医科薬科大学附属病院　泌尿器科
〒930-0194 富山県富山市杉谷2630　電話076-434-2281
●金沢大学医学部附属病院　泌尿器科
〒920-8641 石川県金沢市宝町13-1　電話076-265-2000
●中部労災病院　泌尿器科
〒455-8530 愛知県名古屋市港区港明1-10-6　電話052-652-5511
●京都府立医科大学附属病院　泌尿器科
〒602-8566 京都府京都市上京区河原町通広小路上ル梶井町465　電話075-251-5111
●大阪中央病院　泌尿器科
〒530-0001 大阪府大阪市北区梅田3-3-30　電話06-4795-5505
●大阪大学医学部附属病院　泌尿器科
〒565-0871 大阪府吹田市山田丘2-15　電話06-6879-5111
●関西医科大学附属病院　泌尿器科
〒570-8507 大阪府守口市文園町10-15　電話06-6992-1001
●神戸大学医学部附属病院　泌尿器科
〒650-0017 兵庫県神戸市中央区楠町7-5-2　電話078-382-5111
●兵庫医科大学附属病院　泌尿器科
〒663-8501 兵庫県西宮市武庫川町1-1　電話0798-45-6111
●岡山大学医学部附属病院　泌尿器科
〒700-8558 岡山県岡山市鹿田町2-5-1　電話086-223-7151
●倉敷成人病センター　泌尿器科
〒710-8522 岡山県倉敷市白楽町250　電話086-422-2111
●徳島大学医学部附属病院　泌尿器科
〒770-8503 徳島県徳島市蔵本町2-50-1　電話088-631-3111
●高松赤十字病院　泌尿器科
〒760-0017 香川県高松市番町4-1-3　電話087-831-7101
●高知赤十字病院　泌尿器科
〒780-8562 高知県高知市新本町2-13-51　電話088-822-1201
●九州大学医学部附属病院　泌尿器科
〒812-8582 福岡県福岡市東区馬出3-1-1　電話092-641-1151
●原三信病院　泌尿器科
〒812-0033 福岡県福岡市博多区大博町1-8　電話092-291-3434
●総合せき損センター　泌尿器科
〒820-8508 福岡県飯塚市伊岐須550-4　電話0948-24-7500
●琉球大学医学部保健学科　精神衛生学教室
〒903-0215 沖縄県中頭郡西原町字上原207　電話098-895-3331

■本書に登場する治療施設（五十音順）

●**駒込神経クリニック**
〒114-0015 東京都北区中里1-9-1 第三根岸ビル1F　電話03-3824-6346
●**三聖病院**
〒651-0094 兵庫県神戸市中央区琴ノ緒町4-2-5　電話078-261-2211
●**聖ヨゼフ病院**
〒238-8502 神奈川県横須賀市緑が丘28　電話0468-22-2134
●**ティズ鍼灸治療室**
〒659-0083 兵庫県芦屋市西山町3-9　電話0797-32-3172（完全予約制）
http://homepage1.nifty.com/tiz/
●**東邦大学医学部附属大森病院　リプロダクションセンター**
〒143-8511 東京都大田区大森西6-11-1　電話03-3762-4151
●**日本性科学会カウンセリング室**
〒107-0062 東京都港区南青山1-1-1 新青山ビル西館3F 長谷クリニック内
電話03-3475-1780（完全予約制、来室相談のみ）
http://www.kk.iij4u.or.jp/~shin-iga/index.shtml
●**東早稲田クリニック**
〒162-0851 東京都新宿区弁天町177 アラブ館2F　電話03-3204-1852
●**フミトクリニック**
〒181-0013 東京都三鷹市下連雀3-37-40　電話0422-46-5550
http://www.fumitoclinic.com

■性機能診療を行っている主な施設（名簿提供：永尾光一氏［東邦大学医学部］）

●**旭川医科大学医学部附属病院　泌尿器科**
〒078-8510 北海道旭川市西神楽4線5-3-11　電話0166-65-2111
●**札幌医科大学医学部附属病院　泌尿器科**
〒060-8543 北海道札幌市中央区南1条西16-291　電話011-611-2111
●**済生会小樽北生病院　泌尿器科**
〒047-0044 北海道小樽市梅ヶ枝町8-18　電話0134-25-4321
●**十和田第一病院　泌尿器科**
〒034-0031 青森県十和田市東三番町10-70　電話0176-22-5511
●**岩手医科大学附属病院　泌尿器科**
〒020-8505 岩手県盛岡市内丸19-1　電話019-651-5111
●**日高病院　泌尿器科**
〒370-0001 群馬県高崎市中尾町886　電話027-362-6201
●**埼玉医科大学附属病院　泌尿器科**
〒350-0495 埼玉県入間郡毛呂山町毛呂本郷38　電話0492-76-1111
●**千葉大学医学部附属病院　泌尿器科**
〒260-0856 千葉県千葉市中央区亥鼻1-8-1　電話043-222-7171
●**東邦大学医学部附属佐倉病院　泌尿器科**
〒285-8741 千葉県佐倉市下志津564-1　電話043-462-8811
●**博慈会記念総合病院　泌尿器科**
〒123-0864 東京都足立区鹿浜5-11-1　電話03-3899-1311
●**東京女子医科大学附属第二病院　内科**
〒116-8567 東京都荒川区西尾久2-1-10　電話03-3810-1111

■参考文献

『男の科学』斉藤宗吾著　ダイナミックセラーズ　一九八五年
『性活の知恵』矢吹芳一監修　南城慶子・西岡茂芳著　こう書房　一九八七年
『メンタルヘルスシリーズ　インポテンス』石津宏編　同朋舎出版　一九九〇年
『ニュー・セックス・セラピー』ヘレン・シンガー・カプラン著　野末源一訳　星和書店　一九九一年
『図解　セックス・セラピー・マニュアル』ヘレン・シンガー・カプラン著　阿部輝夫監訳　篠木満訳　星和書店　一九九一年
『泌尿器科ＭＯＯＫ３　インポテンス診察の実際』白井將文編　金原出版　一九九二年
『インポテンスの診断と治療』丸茂健著　全日本病院出版会　一九九二年
『セックスカウンセリング入門』日本性科学会・日本セックスカウンセラーセラピスト協会監修　金原出版　一九九五年
『全日本鍼灸学会雑誌　四十五巻三号』全日本鍼灸学会　一九九五年
『日本性科学会雑誌　第十五巻一号』日本性科学会　一九九七年
『性機能障害と未完成婚』長田尚夫・斉藤宗吾・山崎高明著　フリープレス　一九九七年
『性機能障害』白井將文監修　三浦一陽・石井延久編集　南山堂　一九九八年
『ペリネイタルケア　通巻第二二二号』メディカ出版　一九九八年
『IMPOTENCE　第十三巻一号』日本性機能学会　一九九八年
『愛せない理由　ドキュメント性カウンセリング』大川玲子著　法研　一九九八年
『セクササイズ58』針間克己著　小学館　一九九九年
『男性治療の時代』ジャック・バイスマン著　男性機能障害研究所日本支部編　星雲社　一九九九年
『こころの臨床　十九巻二号』星和書店　二〇〇〇年
『臨床精神医学講座　第四巻　摂食障害・性障害』中山書店　二〇〇〇年
『メノポーズからのからだ・心・性』宮淑子著　現代書館　二〇〇〇年
『季刊　セクシュアリティ　第二号』エイデル研究所　二〇〇一年

著者について

豊田正義（とよだ・まさよし）

一九六六年東京生まれ。現代社会の心の病理を主要テーマに活動するノンフィクション・ライター。悩める男性のサポートグループ『メンズリブ東京』主宰。著書に、『オトコが「男らしさ」を棄てるとき』（飛鳥新社）、『男たちの「私」さがし』（共著、かもがわブックレット）、『壊れかけていた私から壊れそうなあなたへ』（大修館書店）などがある。メンズリブ東京のウェブサイト http://member.nifty.ne.jp/yeswhome/MensLib/

男《おとこ》たちのＥＤ事情《じじょう》

二〇〇一年一〇月一〇日初版

著者　豊田正義

発行者　株式会社晶文社

東京都千代田区外神田二－一－一二

電話東京三二五五局四五〇一（代表）・四五〇三（編集）

URL http://www.shobunsha.co.jp

壮光舎印刷・三高堂製本